寓意草 仿寓意草
合编

〔清〕喻 昌 李文荣 原著

主 编 孔沈燕 李成文
副主编 徐向宇 张淑君
编 委 申旭辉 张培丽 尹瑞英

U0293428

河南科学技术出版社
·郑州·

图书在版编目（CIP）数据

寓意草、仿寓意草合编／孔沈燕，李成文主编．—
郑州：河南科学技术出版社，2018.4
ISBN 978-7-5349-8898-1

Ⅰ．①寓… Ⅱ．①孔… ②李… Ⅲ．①医案-汇编-
中国-清代 Ⅳ．①R249.49

中国版本图书馆 CIP 数据核字（2017）第 199243 号

出版发行：河南科学技术出版社
　　　　　地址：郑州市经五路 66 号　邮编：450002
　　　　　电话：（0371）65788613　65788629
　　　　　网址：www.hnstp.cn
责任编辑：邓　为
责任校对：张艳华
封面设计：中文天地
版式设计：薛　莲
责任印制：朱　飞
印　　刷：新乡市天润印务有限公司
经　　销：全国新华书店
幅面尺寸：140 mm×202 mm　印张：8　字数：180 千字
版　　次：2018 年 4 月第 1 版　2018 年 4 月第 1 次印刷
定　　价：35.00 元

如发现印、装质量问题，影响阅读，请与出版社联系并调换。

内容提要

《寓意草》收录明末清初著名医家喻昌辨治内外妇儿五官各科医案80个，包括伤寒、温病、发热、咳嗽、喘证、胸痛、胸膈气胀、神昏、胃脘痛、呕吐、呃逆、腹胀、泄泻、便秘、痢疾、积聚、臌胀、眩晕、中风、瘫痪、振掉、滑精、血证、痰饮、痿证、疟病、疼痛、步履艰难、真阳上脱、闭经、不孕症、呕吐妊娠、妊娠发热、伤寒表汗扰动阳气、胎死腹中、脏躁、神昏、神呆、痢疾、小肠突出脐外、痘疹、疮疡、痔疮、疝气、耳聋、耳鸣、喉中作干等47种病证。

《仿寓意草》收录清代著名医家李文荣辨治内外妇五官各科医案44个，包括感冒、寒证、温病、发热、真热假寒、暑证、喘证、肺痨、不寐、神昏、笑证、呆病、癫证、狂证、泄泻、痢疾、胁痛、眩晕、中风、郁证、白浊、癃闭、疟病、虫证、站不能卧、祟病、转胞、产后癃闭、产后胎衣不下、缺乳、怪症、斑、眼病、鼻渊、牙痛、喑哑等36种病证。

本书贴近临床，切合实际，方便阅读，对学习掌握古代名医辨病思路与临证用药特色很有帮助，适于临床医师、中医药院校师生、科研人员及中医爱好者参阅。

编写说明

喻昌（1585—1664），字嘉言，晚号西昌老人，明末清初江西新建（今江西南昌）人。喻氏幼治举子业，曾隐于禅，后还俗专于医。著作《医门法律》《尚论张仲景伤寒论重编三百九十七法》（简称《尚论篇》）《寓意草》《（痘疹）生民切要》等。在王熙、孙思邈、方有执基础上，提出伤寒三纲鼎立之说，即四时外感以冬月伤寒为大纲，伤寒六经以太阳经为大纲，太阳经以风伤卫、寒伤营、风寒两伤营卫为大纲；并以此三纲订正《伤寒论》。临证强调"先议病后议药"，重视"议病"，师法仲景，善用经方，其医案专著《寓意草》共收录七十余案，详述病因、病情，剖析辨证、治疗，并多以层层设问或师徒问答方式，阐明案中关键和疑难之处，有许多独到和精辟的见解。尤其是喻氏在《寓意草》中设立"与门人定议病式"专篇，讨论中医医案撰写规范，内容包括年龄、体质、就诊时间、住址、发病时间、临床表现、脉象、诊断何病、治则与治法、方剂名称或加减、治疗用药过程、预估疗效等，为制定中医医案撰写标准奠定了良好的基础，基本符合现代医案撰写标准，惜未能被后世所接受。《寓意草》收录伤寒、温病、发热、咳嗽、喘证、胸痛、胸膈气胀、神昏、胃脘痛、呕吐、呃逆、腹胀、泄泻、便秘、痢疾、积聚、臌胀、眩晕、中风、瘫痪、振掉、滑精、血证、痰饮、痿证、疟病、疼痛、步履艰难、真阳上脱、闭经、不孕症、呕吐妊娠、妊娠发热、伤寒表汗扰动阳气、胎死腹中、脏躁、神昏、神呆、痢疾、小肠突出脐外、痘疹、疮疡、痔疮、疝气、耳聋、耳鸣、喉中作干等内外妇儿五官各科疾病47种，共计80个医案。

由于喻氏医案可法可陈，因此备受后世青睐。喻氏在江苏行医时的朋友胡卣臣点评其案，虽仅数语，却能画龙点睛。而清代名医谢星焕（即谢映庐）之子谢甘澍有感于《寓意草》辞精理博、意深旨奥，精选其案，条分缕析，注疏引申，编纂《寓意草注释》，成为阅读《寓意草》的重要参考书。李文荣更是在《仿寓意草·自序》中赞誉："惟喻嘉言先生《寓意草》，力大思深，议论精辟，明效大验，彰彰可考。书虽二帙，正足以简练揣摩，益人神智。"

李文荣（约生活于嘉庆、道光年间），字冠仙，别号如眉老人，江苏丹徒县人，师从名医王九峰。著《仿寓意草》（又名《李冠仙医案》）、《知医必辨》。李氏熟读经典，精于辨证，重视医案，尤其是推崇喻昌的《寓意草》，并用于指导临床。其《知医必辨·合论诸书之得失以示初学之从违》谓："自予见喻西昌《寓意草》，乃叹此真足称为医案，其议论详明透彻，真足益人神智。虽王肯堂《证治准绳》，论颇持正，医案不少，亦不能希冀喻氏。此予所以拜服西昌，而其他医案置之不论也。"遂仿喻氏之作，"予心摹神追，自思二十年来亦颇有精心独造得古人法外法者，辛卯二月宫保云汀夫子留住节署，雨窗无事，随笔记录。虽所忘实多，而经过一番苦心者，尚历历可纪，已得若干篇，何年何月何病何效，大都其人具在，信而有征。嗣后倘有心得，仍当节录。盖虽无格致之功，尚有虚灵之性；虽无折肱之学，实有割股之心。喻氏有知，或不至挥之门墙外乎！爰题为《仿寓意草》云。"书收感冒、寒证、温病、发热、真热假寒、暑证、喘证、肺痿、不寐、神昏、笑证、呆病、癫证、狂证、泄泻、痢疾、胁痛、眩晕、中风、郁证、白浊、癃闭、疟病、虫证、站不能卧、祟病、转胞、产后癃闭、产后胎衣不下、缺乳、怪症、斑、眼病、鼻渊、牙痛、暗哑等内外妇儿五官各科疾病36种，兼及《知医必辨》，共计44个医案。案论结合，证理并举，剖方析药，读即获感。如刘松亭患疟转痢治效案："刘松亭清江浦知名之士也，年将七旬，夏患暑疟，寒轻热重，医者朱某亦清江之翘楚，清江风气爱用大黄，不论风寒时邪，见热不退即行加用。朱某未免稍染习气，见刘公热重，即加大黄两剂，后遂变为痢，红多白少，里急后重，一夜二十余遍，年老之人又属疟后，委顿不堪。知予在浦，延请斟酌，予至见朱某业已定方，仍以大黄为主，予曰：痢疾滞下，大黄原在所当用，但此症非本来痢疾，乃疟变为痢，少阳热邪陷入太阴，在书为逆，若再攻下，恐脾气大虚，又属高年有下陷之虑，书称和血则便自愈，调气则后重除，似宜以此为主，兼用喻西昌逆挽之法，使邪气仍从少阳而去，庶为平稳。朱某亦以为然。嘱予立方，予用当归八钱、白芍八钱、甘草八分以和血也，加红糖炒查肉三钱、木香五分、广皮八分以调气也，加川连五分、黄芩八分以清热也；外加柴胡二钱，以提邪出少阳，一服而大解通畅，滞下全无，再服而红白皆净，其家疑复作疟，而疟竟不来，盖皆化去矣。此方治虚人痢疾最宜，予屡获效，然非重用归芍不可。闻清江药铺见用归、芍至八钱以为奇，夫用大黄至一二两不以为奇，而用归、芍至八钱则以为奇，此邦之人狃于积习，良可慨也。"并且还论述说："喻嘉言先生论治痢，恐阳陷于阴，用逆流挽舟之法，最重活人败毒散，于痢初起时用之。予仿其意，而恐羌、独过于表散，于大归芍汤中加柴胡一钱许以升少阳，葛根一钱许以升阳明，不致清阳下陷，获效颇易。并不犯涵初发汗之忌，而可收嘉言逆挽之功。但可加于归芍汤中，若加于涵初之方，嫌其不符合也。"

　　本书将喻氏《寓意草》、李氏《仿寓意草》及《知医必辨》勒为一编，医案重新分来，按教科书编排，便于阅读。

　　本书孔沈燕编写5万字，徐向宇编写5万字，张淑君编写5万字，李成文及申旭辉、张培丽、尹瑞英编写3万字并通审全稿。

李成文于2017年仲春五十有七

凡　例

1. 规范病名，根据主症特征并参考相关标准及教科书确定病证名称。

2. 医案以科为纲，以病为目，按临床课教材顺序排列。

3. 内科医案按肺病、心病、脾胃病、肝胆病、肾病、杂病排序。妇科医案按月经病、带下病、不孕症、妊娠病、生产与产后病、乳房疾病（乳痈、乳癖、乳核、乳岩等）、杂病等排列。儿科（14岁及以下）医案参考内科排序。外科按皮肤病、性传播疾病、肛门直肠病、男性病排序。五官科医案按眼病、耳病、鼻病、口齿病、喉病排序。

4. 医案原文照录，不加妄评。

5. 案后标明详细出处，便于查找原书。

6. 对于必须要说明的问题，采用加编者注的形式用括号标注。

目　录

寓意草

〔清〕喻嘉言　原著

自 序

　　闻之医者意也。一病当前，先以意为运量，后乃经之以法，纬之以方，《内经》所谓微妙在意是也。医孰无意？而浅深由是，枘凿由是，径庭由是，而病机之安危倚伏，莫不由是。意之凝释，剖判荒茫，顾不危耶？大学诚意之功，在于格致，而其辨尤严于欺慊之两途。盖以杀机每随于阴幽，而生机恒苞于粹白。庄周曰：天地之道，近在胸臆，万一肺腑能语，升坠可怜，先儒人鬼关之辨精矣。昌谓医事中之欺慊，即众人之人鬼关也。奈何世之业医者，辄艳而称儒，儒之诵读无灵者，辄徙而言医。究竟无生（主）之衷，二三杂糅，医与儒之门两无当也。求其拔类者，长沙一人而已。代有哲人，然比之仙释，则寥寥易于指数，岂非以小道自隘，莫溯三氏渊源乎？夫人生驱光逐景，偶影同游，欣慨交心，况于生死安危，忍怀侥幸。芸芸者物也，何以不格？昭昭者知也，何以不致？惟虚惟无，萌于太素者意也，何以不诚？格一物，即致一知，尚恐逐物求知，乃终日勘病。不知病为何物，而欲望其意之随举随当也，不亦难乎？昌于此道无他长，但自少至老，耳目所及之病，无不静气微心，呼吸与会，始化我身为病身。负影只立，而呻吟愁毒，恍惚而来，既化我心为病心。苟见其生，实欲其可，而头骨脑髓，捐之不惜。倘病多委折，治少精详，早已内照。他病未瘥，我身先瘁，渊明所谓斯情无假，以故不能广及。然求诚一念，多于生死轮上，寂寂披回。不知者，谓昌从纸上得之。夫活法在人，岂纸上所能与耶？譬之兵法军机，马上且不能得，况于纸上妄说孙吴。但令此心勤密在先，冥灵之下，神挺自颖。迩年先议病后用药，如射者引弓，预定中的之高下，其后不失，亦自可观，何必剜肠涤肺，乃称奇特哉！不揣欲遍历名封，大彰其志，不谓一身将老，世态日纷，三年之久，不鸣一邑。幸值谏议卤臣胡老先生建言归里，一切修举，悉从朝廷起见。即昌之一得微长，并蒙格外引契，参定俚案之近理者，命名《寓意草》。捐赀付梓，其意欲使四方周览之士，大破成局，同心悯痛，以登斯民于寿域，而为圣天子中兴燮理之一助云。然则小试寓意，岂易易能哉！

崇祯癸未岁季冬月西昌喻昌嘉言甫识

先议病后用药

从上古以至今时，一代有一代之医，虽神圣贤明，分量不同，然必不能舍规矩准绳以为方圆平直也。故治病必先识病，识病然后议药，药者所以胜病者也。识病则千百药中，任举一二种用之且通神，不识病则歧多而用眩。凡药皆可伤人，况于性最偏驳者乎？迩来习医者众，医学愈荒，遂成一议药不议病之世界，其夭枉不可胜悼。或以为杀运使然，不知天道岂好杀恶生耶？每见仕宦家，诊毕即令定方，以示慎重；初不论病从何起，药以何应，致庸师以模棱迎合之术，妄为拟议。迨药之不效，诿于无药。非无药也，可以胜病之药，以不识病情而未敢议用也，厄哉！《灵枢》《素问》《甲乙》《难经》无方之书，全不考究，而后来一切有方之书，奉为灵宝。如朱丹溪一家之言，其《脉因症治》一书，先论脉，次因，次症，后乃论治，其书即不行。而《心法》一书，群方错杂，则共宗之。又《本草》止述药性之功能，人不加嗜。及缪氏《经疏》兼述药性之过劣，则莫不悬之肘后。不思草木之性亦取其偏，以适人之用。其过劣不必言也，言之而弃置者众矣。曷不将《本草》诸药尽行删抹，独留无过之药五七十种而用之乎？其于《周礼》令医人采毒药以供医事之旨，及历代帝王恐《本草》为未备，而博采增益之意，不大刺缪乎？欲破此惑，无如议病精详，病经议明，则有是病即有是药，病千变药亦千变，且勿论造化生心之妙，即某病之以某药为良，某药为劫者，至是始有定名。若不论病，则药之良毒善恶，何从定之哉？可见药性所谓良毒善恶，与病体所谓良毒善恶不同也；而不知者必欲执药性为去取，何其陋耶？故昌之议病，非得已也。昔人登坛指顾，后效不爽前言；聚米如山，先事已饶硕画。医虽小道，何独不然？昌即不能变俗，实欲借此榜样，阐发病机，其能用不能用何计焉？

胡卣臣先生曰：先议病后用药，真《金匮》未抽之论。多将熇熇，不可救药，是能议病者；药不瞑眩，厥疾不瘳，是能用药者。

与门人定议病式

　　某年、某月、某地、某人，年纪若干，形之肥瘦、长短若何？色之黑白、枯润若何？声之清浊、长短若何？人之形志苦乐若何？病始何日？初服何药？次后再服何药？某药稍效，某药不效？时下昼夜孰重？寒热孰多？饮食、喜恶多寡，二便滑涩有无？脉之三部九候，何候独异？二十四脉中何脉独见？何脉兼见？其症或内伤，或外感，或兼内外，或不内外，依经断为何病？其标本先后何在？汗、吐、下、和、寒、温、补、泻何施？其药宜用七方中何方？十剂中何剂？五气中何气？五味中何味？以何汤名为加减和合？其效验定于何时？——详明，务令纤毫不爽，起众信从，允为医门矜式，不必演文可也。

　　某年者，年上之干支，治病先明运气也。某月者，治病必本四时也。某地者，辨高卑、燥湿、五方异宜也。某龄、某形、某声、某气者，用之合脉，图万全也。形志苦乐者，验七情劳逸也。始于何日者，察久近传变也。历问病症药物验否者，以之斟酌己见也。昼夜寒热者，辨气分血分也。饮食、二便者，察肠胃乖和也。三部九候何候独异，推十二经脉受病之所也。二十四脉见何脉者，审阴阳、表里无差忒也。依经断为何病者，名正则言顺，事成如律度也。标本先后何在者，识轻重次第也。汗、吐、下、和、寒、温、补、泻何施者，求一定不差之法也。七方大、小、缓、急、奇、偶、复，乃药之制，不敢滥也。十剂宣、通、补、泄、轻、重、滑、涩、燥、湿，乃药之宜，不敢泛也。五气中何气、五味中何味者，用药最上之法。寒、热、温、凉、平，合之酸、辛、甘、苦、咸也。引汤名为加减者，循古不自用也。刻效于何时者，逐款辨之不差，以病之新久，五行定痊期也。若是则医案之在人者，工拙自定，积之数十年，治千万人而不爽也。

　　胡卣臣先生曰：此如条理始终，然智圣之事已备。

内科医案

伤　寒

　　徐国祯伤寒六七日，身热目赤，索水到前复置不饮，异常大躁，将门牖洞启，身卧地上，辗转不快，更求入井。一医汹汹，急以承气与服。余诊其脉，洪大无伦，重按无力。谓曰：此用人参、附子、干姜之证，奈何认为下证耶？医曰：身热目赤，有余之邪躁急若此，再以人参、附子、干姜服之，逾垣上屋矣。余曰：阳欲暴脱，外显假热，内有真寒，以姜、附投之，尚恐不胜回阳之任，况敢以纯阴之药重劫其阳乎？观其得水不欲咽，情已大露，岂水尚不欲咽，而反可咽大黄、芒硝乎？天气燠蒸，必有大雨，此证顷刻一身大汗，不可救矣。且既认大热为阳证，则下之必成结胸，更可虑也。惟用姜、附，可谓补中有发，并可以散邪退热，一举两得，至稳至当之法，何可致疑？吾在此久坐，如有差误，吾任其咎。于是以附子、干姜各五钱，人参三钱，甘草二钱，煎成冷服，服后寒战，戛齿有声。以重绵和头覆之，缩手不肯与诊，阳微之状始着。再与前药一剂，微汗热退而安。

　　胡卤臣先生曰：雄辩可谓当仁。（喻昌《寓意草·卷一》）

　　赵景羲太史，闻昌来虞谭医，一旦先之以驷马。昌心仪其贤，欲敬事而效药笼之用久矣。孟冬末，三公郎令室患伤寒。医药无功，渐至危笃。先日进白虎汤，其热稍缓。次日进人参白虎汤，其势转重。皇皇求医，因而召诊。昌闻其咳声窘迫，诊其脉数无力，壮热不退，肌肤枯涩，沉困不食语。景翁先生曰：此病大难为，惟不肖尚可悉心图成，以报知己。疏方用仲景麻黄杏仁甘草石膏汤四味。先生颇疑麻黄偾汗，因问钱宗伯，公郎服西河柳、犀角而疾瘳，今可用乎？昌曰：论太阳阳明两经合病，其症颇似。但彼病秋热，此病冬寒，安得比而同治！况病中委曲多端，河柳、犀角，原非正法，惟仲景麻杏甘石一汤，允为此病天造地设，有一无二之良法。先生韪之。其房中女伴，以不省官话，兼未悉昌之生平，争用本地经验名家，乃至服河柳而表终不解，服犀角而里终不解；且引热邪直攻心脏，其颠悖无伦，较胃实谵语更增十倍。医者始辞心偏，不可救药。吁嗟！人心位正中央，皇建有极，而何以忽偏耶！伤寒膀胱蓄血，有如狂一症。其最剧者，间一发狂，旋覆自定。即心脏最虚，元神飞越者，间有惊狂卧起不安一症，未闻有心偏之说也。而病者何以得此乎？未几阳反独留，形如烟熏，发直头摇，竟成心绝之候。此段疑案，直若千古不决，孰知有麻杏甘石为持危扶颠之大药也哉！门人请曰：麻杏甘石汤，不过一发表药耳，何以见其能起危困？万一用之罔效，又何以起后学之信从耶！余曰：此渊源一脉，仲景创法于前，吾阐扬于后，如锥入木，如范溶金，所以称为天造地设，有一无二之法，用则必效，确无疑也。盖伤寒一症，虽云传足不传手，其实足经而兼手经者恒多。医者每遇足经六传之病，尚尔分症模糊，至遇兼手十二经之症，鲜不五色无主矣。足经譬西北也，手经譬东南也。道理之近远不同，势自不能以飞渡。然乘釁召邪，阻险割据，岂曰无之！今病家为足太阳膀胱、足阳明胃，两经合病，既已难任，更加两经之邪，袭入手太阴肺经，所以其重莫支。手太阴肺者，主统一身之气者也。气通则汗出，气闭则汗壅。从前发汗而不得汗，驯至肌肤枯涩，岂非肺主皮毛，肺气壅闭，津液不通，漫无润泽耶！任用柴胡、葛根、河柳辛凉解肌，如以水投石，有拒无纳，职此故耳。病者为昆邑开府王澄川先生之女，孝敬凤成，皎然与女曜争光。澄川先生，尝患鼻齆，诸女禀之，咸苦肺气不清，鼻间窒塞，所以邪易凑入。才病外感，盒饭蚤为足经传手之虑，通其肺气之壅，俾得汗出邪去，始称明哲。此病为足太阳膀胱、足阳明胃，两经合病，则足太阳之邪，繇背而贯胸；足阳明之邪，由胸而彻背。肺为华盖，覆于胸背之上，如钱孝廉素无肺患者，病时尚且咳嗽紧逼，岂居尝肺气不清之体，可堪两经之邪交射乎？其用白虎汤，为秋令清肃之药，肺金所喜，故病势稍持。才加人参五分，即转沉重，岂非肺热反伤之左券乎？至于犀角，乃手少阴心经之药，夏月心火亢甚，间有可用，冬月水盛火衰，断非所宜。又况手少阴心经，与手太阴肺经，膜属相联，以手经而传手经，其事最便。所以才一用之，随领注肺之邪，直攻心脏。正如足太阳误用葛根，即领其邪传入阳明之例耳。不然，伤寒之邪，过经不解，蕴崇日久，不过袭入厥阴心胞络已耳。岂有直攻心脏之理哉！吾用麻黄发肺邪，杏仁下肺气，石膏清肺热，甘草缓肺急，盖深识仲景制方之妙，颛主足经太阳者，复可过于手经太阴用之，一举而解手足两经之危，游刃空虚，恢恢有余，宁致手复传手，而蹈凶祸乎！乃知肺脏连心，正如三辅接壤王畿，误用犀角，领邪攻心，无异献门迎贼。天之报施圣君贤女，抑何惨耶！余非乏才无具者，而袖手旁观，不禁言之亲切，有如子规之啼血也已！故必肺气先清，周身气乃下行。今肺脉大，则肺气又为心主所伤，壅室不清，是以阳气不能下达而足寒也。然则所患虽微，已犯三逆，平素脉细，而今脉大，一逆也；肝脉大而热下传，二逆也；肺脉大而气上壅，三逆也。设误以桂、附治之，热者愈热，壅者愈壅，即日便成痿痹矣。此际用药，渊乎微乎，有寻常不能测识者！盖筋脉短劲，肝气内锢，须亟讲于金伐木荣之道。以金伐木，而木反荣，筋反舒，匪深通玄造者，其孰能知之？然非金气自壅，则木且奉令不暇，何敢内拒！惟金失其刚，转而为柔，是以木失其柔，转而为刚。故治此患，先以清金为第一义也。然清金又先以清胃为第一义。不清其胃，则饮酒焉，而热气输于肺矣；厚味焉，而浊气输于肺矣。药力几何，能胜清金之任哉！金不清，如大敌在前，主将懦弱，已不能望其成功，况舍清金，而更加以助火烁金，倒行逆施以为治耶，必不得之数矣！

翁见药石之言，漫无忌讳，反疑为张大其说，而莫之信，竟服八味丸。一月后，痿痹之情悉着，不幸所言果验。乃卧床一载，必不令仆一见。闻最后阳道尽缩，小水全无，乃肺金之气，先绝于上，所以致此。明明言之，而竟蹈之，奈何奈何！

胡卣臣先生曰：此治痿痹证之《妙法莲华经》也，不当作文本衮视。（喻昌《寓意草·卷四》）

温　病

黄曙修与乃翁起潜，春月同时病温，乃翁年老而势轻，曙修年富而势重。势重者以冬不藏精，体虚不任病耳。余见其头重着枕，身重着席，不能转侧，气止一丝，不能言语，畏闻声响，于表汗药中用人参七分。伊表侄施济卿，恐其家妇女得知，不与进药，暗赠人参入药，服后汗出势减。次日再于和解药中，赠人参一钱与服，服后即大便一次。曙修颇觉轻爽，然疑药下之早也，遣人致问。余告以此证表已解矣，里已和矣，今后缓调，即日向安，不必再虑。……其医于曙修，调理药仍行克伐，致元气日削，谢绝医药，静养六十余日，方起于床。愈后凡遇戚友家，见余用药，率多诋訾，设知当日解表和中，俱用人参，肯舍命从我乎？是其所以得全者，藉于济卿之权巧矣。（喻昌《寓意草·卷一》）

伤寒病有宜用人参入药者，其辨不可不明。盖人受外感之邪，必先发汗以驱之。其发汗时，惟元气大旺者，外邪始乘药势而出。若元气素弱之人，药虽外行，气从中馁，轻者半出不出，留连为困；重者随元气缩入，发热无休，去生远矣！所以虚弱之体，必用人参三五七分，入表药中，少助元气，以为驱邪之主，使邪气得药，一涌而去，全非补养虚弱之意也。即和解药中，有人参之大力者居间，外邪遇正，自不争而退舍。设无大力者当之，而邪气足以胜正气，其猛悍纵恣，安肯听命和解耶！故和解中之用人参，不过藉之以得其平，亦非偏补一边之意也。而不知者，方谓伤寒无补法，邪得补弥炽，断不敢用，岂但伤寒一症，即痘疹初发不敢用，疟痢初发不敢用，中风、中痰、中寒、中暑，及痈疽产后，初时概不敢用，而虚人之遇重病，一切可生之机，悉置之不理矣。古今诸方，表汗用五积散、参苏饮、败毒散，和解用小柴胡汤、白虎汤、竹叶石膏汤等方，都用人参，皆藉人参之力，领出在内之邪，不使久留，乃得速愈为快。奈何世俗不察耶！独不见感入体虚之人，大热呻吟，数日间烁尽津液，身如枯柴。初非不汗之，汗之热不退；后非不和之下之，和之下之，热亦不退。医者技穷，委身而去。不思《内经》所言，汗出，不为汗衰者死，三下而不应者死，正谓病患元气已漓，而药不应手耳！夫人得感之初，元气未漓也；惟壮热不退，灼干津液，元气始漓。愚哉愚哉！倘起先药中用人参三五七分，领药深入驱邪，即刻热退神清，何致汗下不应耶！

况夫古今时势不同，膏粱藜藿异体。李东垣治内伤兼外感者，用补中益气，加表药一二味，热服而散外邪，有功千古，姑置不论。止论伤寒专科，从仲景以至于今，明贤方书充栋，无不用人参在内。何为今日医家，单单除去人参不用，以阿谀求容，全失一脉相传宗旨。其治体虚病感之人，百无一活。俟阎君对簿日知之，悔无及矣。乃市并不知医者，又交口劝病患不宜服参，目睹男女亲族死亡，曾不悟旁操鄙见害之也。谨剖心沥血相告，且誓之曰：今后有以发表和中药内，不宜用人参之言误人者，死入犁耕地狱。盖不当用参而用之杀人者，皆是与黄芪、白术、当归、干姜、肉桂、大附子等药，同行温补之误所致。不与羌、独、柴、前、芎、桔、芷、芩、膏、半等药，同行汗、和之法所致也。汗、和药中兼用人参，从古至今，不曾伤人性命，安得视为砒鸩刀刃，固执不思耶！最可恨者，千百种药中，独归罪人参君主之药，世道人心，日趋于疾视长上，其酝酿皆始于此。昌安敢与乱同事，而不一哑辨之乎！

　　附人参败毒散注验：嘉靖己未，五六七月间，江南淮北，在处患时行瘟热病，沿门阖境传染相似。用本方倍人参，去前胡、独活，服者尽效，全无过失。万历戊子、己丑年，时疫盛行，凡服本方发表者，无不全活。又云：饥馑兵荒之余，饮食不节，起居不常，致患时气者，宜同此法。

　　昌按：彼时用方之意，倍加人参者，以瘟气易染之人，体必素虚也。其用柴胡即不用前胡，用羌活即不用独活者，以体虚之人，不敢用复药表汗也。饥馑兵荒之余，人已内虚久困，非得人参之力以驱邪，邪必不去，所以服此方者，无不全活。今崇祯辛巳、壬午。时疫盛行，道殣相藉。各处医者，发汗和中药内，惟用人参者，多以活人。更有发一症最毒，惟用人参入消药内，全活者多，此人人所共见共闻者。

而庸愚之执着不破，诚可哀也！又有富贵人，平素全赖参、术补助，及遇感发，尚不知而误用。譬之贼已至家，闭门攻之，反遭凶祸者有之。此则误用人参为温补，不得借之为口实也。

胡卣臣先生曰：将伤寒所以用人参之理，反复辩论，即妇人孺子闻之，无不醒然，此立言之善法也。（喻昌《寓意草·卷四》）

发 热

金鉴春月病温，误治二旬，酿成极重死证，壮热不退，谵语无伦，皮肤枯涩，胸膛板结，舌卷唇焦，身卷足冷，二便略通，半渴不渴，面上一团黑滞。从前诸医所用之药，大率不过汗、下、和、温之法，绝无一效，求救于余。余曰：此证与两感伤寒无异，但两感证日传二经，三日传经已尽即死；不死者，又三日再传一周，定死矣。此春温证不传经，故虽邪气留连不退，亦必多延几日，待元气竭绝乃死。观其阴证、阳证，两下混在一区，治阳则碍阴，治阴则碍阳，与两感证之病情符合。仲景原谓死证，不立治法，然曰发表攻里本自不同，又谓活法在人，神而明之，未尝教人执定勿药也。吾有一法，即以仲景表里二方为治，虽未经试验，吾天机勃勃自动，若有生变化行鬼神之意，必可效也。于是以麻黄附子细辛汤，两解其在表阴阳之邪，果然皮间透汗，而热全消。再以附子泻心汤，两解其在里阴阳之邪，果然胸前柔活，人事明了，诸证俱退，次日即思粥，以后竟不需药，只此一剂，而起一生于九死，快哉！（喻昌《寓意草·卷一》）

咳　嗽

　　吉长乃室，新秋病洒淅恶寒，寒已发热，渐生咳嗽，然病未甚也。服表散药不愈，体日瘦羸。延至初冬，饮以参、术补剂，转觉厌厌欲绝，食饮不思，有咳无声，泻利不止，危在旦暮。医者议以人参五钱，附子三钱，加入姜、桂、白术之属，作一剂服，以止泻补虚，而收背水之捷。吉长彷徨无措，延仆诊毕，未及交语，前医自外赲至，见仆在坐，即令疏方，仆飘然而出。盖以渠见既讹，难与语至理耳。吉长辞去前医，坚请用药。仆因谓曰：是病总繇误药所致。始先皮毛间洒淅恶寒发热，肺金为时令之燥所伤也。用表散已为非法，至用参术补之，则肺气闭锢，而咳嗽之声不扬，胸腹饱胀，不思食饮，肺中之热无处可宣，急奔大肠，食入则不待运化而直出。食不入，则肠中之垢污，亦随气奔而出，是以泻利无休也。今以润肺之药兼润其肠，则源流俱清，寒热、咳嗽、泄泻一齐俱止矣。但取药四剂，服之必安，不足虑也。方用黄芩、地骨皮、甘草、杏仁、阿胶。初进一剂，泻即少止。四剂毕，而寒热俱除。再数剂而咳嗽俱全愈矣。设当日与时辈商之，彼方执参、附为是，能从我乎！又乡中王氏妇，秋月亦病寒热，服参术后，亦奄奄一息，但无咳嗽，十余日不进粒米，亦无大便，时时晕去，不省人事。其夫来寓中，详述其症，求发补剂归服。余以大黄、芒硝、石膏、甘草四味，为粗末与之。彼不能辨，归而煎服。其妻云：此药甚咸。夫喜曰：咸果补药。遂将二剂连服，顷之腹中弩痛，下结粪数块，绝而复苏。进粥二盏，前病已如失矣。乡人致谢忥始知之。凡此素有定见于中，故不为临歧所炫也。姑存是案，为治病者广其识焉！

胡卣臣先生曰：毫厘有差，千里悬绝，案中治法，似乎与症相反，究竟不爽，大难大难！（喻昌《寓意草·卷三》）

石开晓病伤风咳嗽，未尝发热，自觉急迫欲死，呼吸不能相续，求余诊之。余见其头面赤红，躁扰不歇，脉亦豁大而空。谓曰：此证颇奇，全似伤寒戴阳证，何以伤风小恙亦有之？急宜用人参、附子等药温补下元，收回阳气，不然子丑时一身大汗，脱阳而死矣。渠不以为然，及日落，阳不用事，愈慌乱不能少支，忙服前药，服后稍宁片刻，又为床侧添同寝一人，逼出其汗如雨，再用一剂，汗止身安，咳嗽俱不作。询其所由，云连服麻黄药四剂，遂尔躁急欲死。然后知伤风亦有戴阳症，与伤寒无别。总因其人平素下虚，是以真阳易于上越耳。

胡卣臣先生曰：戴阳一证，剖析精详，有功来学。（喻昌《寓意草·卷一》）

喘　证

陆令仪尊堂平日持斋，肠胃素枯，天癸已尽之后，经血犹不止，似有崩漏之意。余鉴姜宜人交肠之流弊，急为治之，久已痊可。值今岁秋月，燥金太过，湿虫不生，无人不病咳嗽，而尊堂血虚津枯之体，受伤独猛，胸胁紧胀，上气喘急，卧寐不宁，咳动则大痛，痰中带血而腥，食不易入，声不易出，寒热交作。而申酉二时，燥金用事，诸苦倍增。其脉时大时小，时牢伏时弦紧。服清肺药，如以勺水沃焦，无裨缓急。诸子彷徨无措，知为危候，余亦明告以肺痈将成，高年难任。于是以葶苈大枣泻肺汤，先通其肺气之壅，即觉气稍平，食稍入，痰稍易出，身稍可侧，大有生机。余曰：未也，吾见来势太急，不得已而取快于一时，究竟暂开者易至复闭，迨复闭则前法不可再用矣。迄今乘其暂开，多方以图，必在六十日后，交冬至节方是愈期。盖身中之燥，与时令之燥，胶结不解，必俟燥金退气，而肺金乃得太宁耳。令仪昆季极恳专力治之。此六十日间，屡危屡安，大率皆用活法斡旋。缘肺病不可用补，而脾虚又不能生肺，肺燥喜于用润，而脾滞又艰运食。今日脾虚之极，食饮不思，则于清肺药中，少加参术以补脾；明日肺燥之极，热盛咳频，则于清肺药中少加阿胶以润燥。日续一日，扶至立冬之午刻，病者忽然云，内中光景，大觉清爽，可得生矣，奇哉！天时之燥去，而肺金之燥，遂下传于大肠，五六日不一大便，略一润肠，旋即解散，正以客邪易去耳！至小雪节，康健加飧，倍于曩昔。盖胃中空虚已久，势必加飧，复其水谷容受之常，方为全愈也。令仪昆季咸录微功，而余于此症有退思焉，语云宁医十男子，莫医一妇人；乃今宁医十妇人，不医一男子矣！

胡卣臣先生曰：还丹不过九转，举世模之不就，陈诠可袭，活法难通也。（喻昌《寓意草·卷二》）

人身难治之病有百症，喘病其最也。喘病无不本之于肺，然随所伤而互关，渐以造于其极。惟兼三阴之症者为最剧。三阴者，少阴肾、太阴脾、厥阴肝也。而三阴又以少阴肾为最剧。经云：肾病者善胀，尻以代踵，脊以代头。此喘病兼肾病之形也。又云：劳风发在肺下。巨阳引精者三日，中年者五日，不精者七日。当咳出青黄浓浊之痰如弹子者大，不出者伤肺，伤肺者死也。此喘病兼肾病之情也。故有此症者，首重在节欲，收摄肾气，不使上攻可也。其次则太阴脾、厥阴肝之兼症亦重，勿以饮食忿怒之故，重伤肝脾可也。若君艺之喘症，得之于髫幼，非有忿欲之伤，止是形寒饮冷，伤其肺耳。然从幼惯生疮疖，疮疖之后，复生牙痛，脾中之湿热素多，胃中之壮火素盛，是肺经所以受伤之原，又不止于形寒饮冷也。脾之湿热，胃之壮火，交煽而互蒸，结为浊痰，溢入上窍，久久不散，透开肺膜，结为窠囊。清气入之，浑然不觉。浊气入之，顷刻与浊痰野狼狈相依，合为党援，窒塞关隘，不容呼吸出入，而呼吸正气，转触其痰，齁齁有声，头重耳响，胸背骨间有如刀刺，涎涕交作，鼻酸辛，若伤风状。正《内经》所谓心肺有病，而呼吸为之不利也。必俟肺中所受之浊气，解散下行，从前后二阴而去。然后肺中之浓痰，咯之始得易出，而渐可相安。及夫浊气复上，则窠囊之痰复动，窒塞仍前复举，乃至寒之亦发，热之亦发，伤酒、伤食亦发，动怒、动气亦发。所以然者，总繇动其浊气耳。浊气本居下体，不易犯入清道，每随火势而上腾。所谓火动则气升者，浊气升也。肾火动，则寒气升；脾火动，则湿气升；肝火动，则风气升也。故以治火为先也。然浊气既随火而升，亦可随火而降，乃凝神入气以静调之。火降而气不降者何耶？则以浊气虽居于下，而肺中之窠囊，实其新造之区，可以侨寓其中，转使清气逼处不安，亦若为乱者然。如寇贼据山傍险，盘踞一方，此方之民，势必扰乱而从寇也。故虽以治火为先，然治火而不治痰，无益也；治痰而不治窠囊之痰，虽治与不治等也。治痰之法，曰驱，曰导，曰涤，曰化，曰涌，曰理脾，曰降火，曰行气。前人之法，不为不详。至于窠囊之痰，如蜂子之穴于房中，如莲子之嵌于蓬内，生长则易，剥落则难。繇其外窄中宽，任行驱导涤涌之药，徒伤他脏，此实闭拒而不纳耳。究而言之，岂但窠囊之中，痰不易除，即肺叶之外，膜原之间，顽痰胶结多年，如树之有萝，如屋之有游，如石之有苔，附托相安，仓卒有难于伐者。古今之为医者伙矣，从无有为此渺论者。仆生平治此症最多，皆以活法而奏全绩。盖肺中浊痰为祟，若牛渚怪物，莫逃吾燃犀之照者。因是旷观病机，异哉！肺金以脾土为母，而肺中之浊痰，亦以脾中之湿为母。脾性本喜燥恶湿，迨夫湿热久锢，遂至化刚为柔，居间用事。饮食入胃，既以精华输我周身，又以败浊填彼窍隧。始尚交相为养，最后挹彼注此彼，颙为外邪示岂弟，致使凭城凭社辈，得以久遂其奸。如附近流寇之地，益以巨家大族，暗为输导，其滋蔓难图也。有釐然矣！治法必静以驭气，使三阴之火不上升，以默杜外援。又必严以驭脾，使太阴之权有独伸而不假敌忾。我实彼虚，我坚彼瑕，批瑕捣虚，迅不掩耳，不崇朝而扫清秽浊。乃广服大药，以安和五脏，培养肺气。肺金之气一清，则周身之气，翕然从之下降。前此上升浊邪，允绝其源。百年之间，常保清明在躬矣。此盖行所当然，不得不然之法。夫岂涂饰听闻之赘词耶！君艺敦请颙治，果获全瘳。益见仆言非谬矣！

胡卣臣先生曰：岐黄论道以后，从不见有此精细快彻之谭，应是医门灵宝。

又曰：君艺童年锢疾，非所易瘳，今疾愈而且得子矣。先议后药，功不伟耶！（喻昌《寓意草·卷三》）

胸　痛

吴叔宝先生，因治长公圣符之暇日，无病索为立案。岂求隔垣早见，而撒土先防乎！仆未悉翁平素之脉，因尝药而吐泻交作，始为诊之，见脉躁而不静，劲而不柔，疑所伤甚大。乃翁漫不介意，无非恃体之坚固耳。及具道平昔，始知禀受元阳甚旺，从前所患，皆为热中之病。盖膏粱浓味之热，阳气载以俱升势，必发为痈疽疔毒，及脓溃斗许，毒尽而阳不乏，夫非得于天者浓耶！然屡费不赀，久从暗耗。况人身候转不常，始传热中，今传寒中矣。热中则一身之痰，俱变为热，痰热则走，故发为疮疡；寒中则一身之痰，俱变为寒，痰寒则凝，故结塞于胸膈，不易开散。一繇阳气高亢，一繇阳气卑微耳！今见脉中或三至一转，或五至一转，不与指相值，自为区别，虽名三五不调，其实阳气孤危已甚。翁弗病则已，万一病出，必非纾徐迂缓。试即以冬时为譬，寒威凛冽，阴霾昼见，天日无光，或有之矣，能无虑乎！据所禀之浓，宜百年有常。乃今亦觉早衰，扶身药饵，有断不可缺者。服药而脉返其驯，绵续罔间，尚可臻古稀之列。盖所禀之丰，如有国者，祖功宗德之隆，即当衰季，复有中兴一段光彩耳。

翁见案不怿。至冬月果患胸腹紧痛，胀闷不堪，以滚酒热盐，内浇外熨不止，服附子理中十数剂始安。次年四月，临丧过哀，呕血升余，服润滞药过多，饮食入胃，先痛后呕，大便黏滞而不坚燥，欲成痰膈。在郡更医十余手，杂投罔效。归用土医服观音对坐草，而胃气搜削殆尽。最后饮水恶热，乃胃中久失谷养。津液尽枯，一团真火内炽。凡病此症者，无不皆然。医者不审痰膈与热膈异治，尚以牛黄、狗宝，漫图侥幸。仆以未病先识，不敢染指投剂。亦繇时辈媚嫉，欲借翁病为刀俎地，先以去年所用之药为谤端，是以即有旋覆代赭成法可施，承当不下耳，可胜悼哉！

胡卣臣先生曰：舆谤易兴易息，出于公耳，独堁麓中之鬼域，造端微而贻祸远，可慨可慨！

附与门人论饮滚酒过多成膈症之故。

过饮滚酒，多成膈症，人皆知之，而所以然之理不达也。盖膈有二种：一者上脘之艰于纳，一者下脘之艰于出耳。然人之胃中，全是一团冲和之气，所以上脘清阳居多，不觉其热；下脘浊阴居多，不觉其寒，即时令大热，而胃中之气，不变为热；时令大寒，而胃中之气，不变为寒。气惟冲和，故但能容食，不能化食，必藉脾中之阳气入胃，而运化之机始显，此身中自然之造化也。曲蘖之性，极能升腾，日饮沸酒不辍，势必将下脘之气，转升于中上二脘，而幽门之口，闭而不通者有之。且滚酒从喉而入，日将上脘炮灼，渐有腐熟之象，而生气不存，窄隘有加，止能纳水，不能纳谷者有之。此其所以多成膈症也。若夫热药之性，其伤人也必僭，以火曰炎上也；寒药之性，其伤人也必滥，以水曰润下也。不僭不滥，而独伤中焦冲和之气者，必无之理。设果服附子能成膈患，去年劝勿饮热酒时，何不蚤言？而治钱州尊失血，大剂倍用，又何自戾耶？赤土不容朱砂，巧于用谮。此方之不我毂者，岂偶哉？（喻昌《寓意草·卷二》）

胸膈气胀

天御孝廉太夫人，宿有胸膈气胀小恙，近臻勿药矣。孝廉膝下承欢，不以三公易一日者，今而后喜可知也。然以太夫人福体凝重，惟恐日增一日，转为暮年之累。欲仆订方，及早图之。仆不觉悚然而动于衷，曰：孝廉未尝习医，乃思治未病消未萌，何其深于医旨若是，以知子道之贯彻者，无微不入矣！经曰：阴精所奉者，其人寿。太夫人阴血有余，即年过百岁，而形不衰，此可不问而知者。然形盛须充之以气，而气者渐衰渐耗之物，必欲两得其平，所藉于药力不少耳。况气复有阴阳之别，身半以上阳主之，身半以下阴主之。阴气过盛而乘阳位，则胸膈胀闷不舒，所谓地气上为云者是也。云生而天地之寥阔，顷刻窒塞矣，故阴气不可盛也。阴气盛，势不得不用耗散之药。气日耗，则体日重，又不能兼理之术也。湖阳公主以体盛难产，御医为制枳壳、浓朴等耗气之药，名曰瘦胎散，亦以当其壮年耳。若夫年高气弱之时，而可堪其耗散乎？我仪图之。至人服天气而通神明，只此一语，足为太夫人用药之准矣。盖天食人以五气者也！地食人以五味者也。以地之味养阴，不若以天之气养阳。药力既久，天气运而不积，挈地气以周旋，所谓载华岳而不重者，大气举之之谓也。方用茅山苍术一味，取其气之雄烈，可驱阴邪而通天气。《本草》列之上品，《仙经》号为山精者，诚重之也。每岁修事五七斤，每早百沸汤吞下三钱，秋月止服二钱，另用天门冬一钱，煎汤吞下。初服一两月，微觉其燥，服至百日后，觉一日不可缺此矣。服之一年，身体轻健。服之三年，步履如飞。黑夜目中有光，可烛幽隐。所谓服天气而通神明者，其不诬如此。食物诸无所忌，但能稍远肥甘。白饭香蔬苦茗，种种清胜尤妙。饵术以后，身健无病，今服三十余斤矣！

胡卣臣先生曰：此成方也，用之通天气以苞举乎地，觉制方之人，未必辨此。（喻昌《寓意草·卷四》）

神 昏

黄长人犯房劳，病伤寒，守不服药之戒，身热已退，十余日外，忽然昏沉，浑身战栗，手足如冰。举家忙乱，亟请余至，一医已合就姜、桂之药矣。余适见而骇之，姑俟诊毕，再三辟其差谬。主家自疑阴证，言之不入，又不可以理服，只得与医者约曰：此一病药入口中，出生入死，关系重大，吾与丈各立担承，倘至用药差误，责有所归。医者云：吾治伤寒三十余年，不知甚么担承，余笑曰：吾有明眼在此，不忍见人活活就毙，吾亦不得已也。如不担承，待吾用药。主家方才心安，亟请用药。余以调胃承气汤，约重五钱，煎成热服半盏，少顷又热服半盏，其医见厥渐退，人渐苏，知药不误，辞去。仍与前药，服至剂终，人事大清，忽然浑身壮热，再与大柴胡一剂，热退身安。门人问曰：病者之系阴证见厥，先生确认为阳症，而用下药果应，其理安在？答曰：其理颇微，吾从悟入，可得言也。凡伤寒病初起发热，煎熬津液，鼻干、口渴、便秘，渐至发厥者，不问知其为热也。若阳证忽变阴厥者，万中无一，从古至今无一也。盖阴厥得之阴证，一起便直中阴经，唇青面白，遍体冷汗，便利不渴，身踡多睡，醒则人事了了，与伤寒传经之热邪，转入转深，人事昏惑者，万万不同。诸书类载阴阳二厥为一门，即明者犹为所混，况昧者乎！如此病，先犯房室，后成伤寒，世医无不为阴症之名所惑，往往投以四逆等汤，促其暴亡，而诿之阴极莫救，致冤鬼夜嚎，尚不知悟，总由传派不清耳。盖犯房劳而病感者，其势不过比常较重，如发热则热之极，恶寒则寒之极，头痛则痛之极。所以然者，以阴虚阳往乘之，非阴乘无阳之比。况病者始能勿药，阴邪必轻，旬日渐发，尤非暴证，安得以厥阴之例为治耶！且仲景明言，始发热六日，厥反九日，后复发热三日，与厥相应，则病旦暮愈；又云厥五日，热亦五日，设六日当复厥，不厥者自愈。明明以热之日数，定厥之痊期也。又云厥多热少则病进；热多厥少则病退；厥愈而热过久者，必便脓血发痈；厥应下而反汗之，必口伤烂赤；先厥后热，利必自止；见厥复利，利止反汗出咽痛者，其喉为痹；厥而能食，恐为除中；厥止思食，邪退欲愈。凡此之类，无非热深发厥之旨，原未论及于阴厥也。至于阳分之病，而妄汗、妄吐、妄下，以至势极。如汗多亡阳，吐利烦躁，四肢逆冷者，皆因用药差误所致，非以四逆、真武等汤挽之，则阳不能回。亦原不为阴证立方也。盖伤寒才一发热发渴，定然阴分先亏，以其误治，阳分比阴分更亏，不得已从权用辛热，先救其阳，与纯阴无阳、阴盛格阳之证，相去天渊。后人不窥制方之意，见有成法，转相效尤，不知治阴证以救阳为主。治伤寒以救阴为主。伤寒纵有阳虚当治，必看其人血肉充盛，阴分可受阳药者，方可回阳。若面黧舌黑，身如枯柴，一团邪火内燔者，则阴已先尽，何阳可回耶？故见厥除热，存津液元气于什一，已失之晚，况敢助阳劫阴乎！《证治》方云：若证未辨阴阳，且与四顺丸试之。《直指方》云：未辨疑似，且与理中丸试之。亦可见从前未透此关，纵有深心，无可奈何耳。因为子辈详辨，并以告后之业医者。

胡卣臣先生曰：性光自启，应是轩岐堂上再来。（喻昌《寓意草·卷一》）

钱仲昭患时气外感，三五日发热头痛，服表汗药，疼止热不清，口干唇裂，因而下之，遍身红癍，神昏谵语，食饮不入，大便复秘，小便热赤，脉见紧小而急。谓曰：此症全因误治，阳明胃经表里不清，邪热在内，如火燎原，津液尽干，以故神昏谵妄，若癍转紫黑，即刻死矣！目今本是难救，但其面色不枯，声音尚朗，乃平日保养肾水有余。如旱田之侧有下泉未竭，故神虽昏乱，而小水仍通，乃阴气未绝之征，尚可治之。不用表里，单单只一和法，取七方中小方，而气味甘寒者，用之惟如神，白虎汤一方足以疗此。盖中州元气已离，大剂、急剂、复剂俱不敢用，而虚热内炽，必甘寒气味方可和之耳。但方虽宜小，而服药则宜频，如饥人本欲得食，不得不渐渐与之。必一昼夜频进五七剂，为浸灌之法，庶几邪热以渐而解，元气以渐而生也。若小其剂，复旷其日，纵用药得当，亦无及矣。如法治之，更一昼夜，而病者热退神清，脉和食进，其癍自化。

胡卣臣先生曰：病与药所以然之地，森森警发。（喻昌《寓意草·卷一》）

袁继明素有房劳内伤，偶因小感，自煎姜葱汤表汗，因而发热，三日变成疟疾。余诊其脉豁大空虚，且寒不成寒，热不成热，气急神扬，知为元阳衰脱之候。因谓其父曰：令郎光景，窃虑来日疟至，大汗不止，难于救药。倘信吾言，今晚急用人参二两，煎浓汤频服防危。渠父不以为意。次日五鼓时，病者精神便觉恍惚，扣门请救，及觅参至，疟已先发矣！余甚彷徨，恐以人参补住疟邪，虽救急无益也。只得姑俟疟势稍退，方与服之，服时已汗出黏濡，顷之果然大汗不止，昏不知人，口流白沫，灌药难入，直至日暮，白沫转从大孔遗出。余喜曰：白沫下行可无恐矣，但内虚肠滑，独参不能胜任。急以附子理中汤，连进四小剂，人事方苏能言，但对面谈事不清。门外有探病客至，渠忽先知，家人惊以为祟。余曰：此正神魂之离舍耳！吾以独参及附子理中驱马之力追之，尚在半返未返之界，以故能知宅外之事。再与前药，二剂而安。

胡卣臣先生曰：病情上看得委息周至，大开生面。（喻昌《寓意草·卷一》）

胃脘痛

子坚玉体清和，从来无病。迩因外感之余，益以饥饱内伤，遂至胸膈不快，胃中隐隐作痛，有时得食则已，有时得食反加。大便甚艰，小水不畅。右关之脉，乍弦乍迟，不相调适，有似锢疾之象。用药得当，驱之无难。若岁久日增，后来必为大患。大意人身胃中之脉，从头而走于足者也，胃中之气，一从小肠而达于膀胱，一从小肠而达于大肠者也。夫下行之气，浊气也。以失调之故，而令浊气乱于胸中，干其清道，因是窒塞不舒。其始本于病时，胃中津液，为邪火所烁，至今津液未充，火势内蕴，易于上燎，所以得食以压其火则安。然邪火炽，则正气消。若食饮稍过，则气不能运转其食，而痛亦增，是火不除则气不复，气不复则胃中清浊混乱，不肯下行，而痛终不免也。病属胃之下脘。而所以然之故，全在胃之中脘。盖中者，上下四旁之枢机。中脘之气旺盛有余，必驱下脘之气，入于大小肠，从前后二阴而出，惟其不足，所以反受下脘之浊气而挠指也。夫至人之息以踵，呼之于根，吸之于蒂者也。以浊气上干之故，究竟吸入之气，艰于归根。且以痛之故，而令周身之气，凝滞不行，亦非细故也。为订降火生津下气止痛一方，以为常用之药。尚有进者，在先收摄肾气，不使外出，然后浊气之源清，而膀胱得吸引上中二焦之气以下行，想明哲知所务矣！

胡卣臣先生曰：言一病即知其处。既知其处矣，又知其上下正反之因，犹珠玉之光，积而成照，非有意映重渊连赤极也。（喻昌《寓意草·卷四》）

呕　吐

倪庆云病膈气十四日，粒米不入咽，始吐清水，次吐绿水，次吐黑水，次吐臭水，呼吸将绝，医已歇手。余适诊之，许以可救，渠家不信。余曰：尽今一昼夜，先服理中汤六剂，不令其绝，来早转方，一剂全安。渠家曰：病已至此，滴水不能入喉，安能服药六剂乎？余曰：但得此等甘温入口，必喜而再服，不须过虑。渠诸子或庠或弁，亦知理折，金曰：既有妙方，何不即投见效，必先与理中，然后乃用此，何意耶？余曰：《金匮》有云，病患噫气不除者，旋覆代赭石汤主之。吾于此病分别言之者有二道：一者以黑水为胃底之水，臭水为肠中之水，此水且出，则胃中之津液久已不存，不敢用半夏以燥其胃也；一者以将绝之气，止存一丝，以代赭坠之，恐其立断，必先以理中分理阴阳，俾气易于降下，然后代赭得以建奇奏绩。一时之深心，即同千古之已试，何必更疑？及简仲景方，见方中止用煨姜而不用干姜。又谓干姜比半夏更燥，而不敢用。余曰：尊人所噫者，下焦之气也，所呕者，肠中之水也。阴乘阳位，加以日久不食，诸多蛔虫，必上居膈间，非干姜之辣，则蛔虫不下转，而上气亦必不下转，妙处正在此，君曷可泥哉！诸子私谓，言有大而非夸者，此公颇似。姑进是药，观其验否。进后果再索药，三剂后病者能言，云内气稍接，但恐太急，俟天明再服，后旦转方为妥。至次早，未及服药，复请前医参酌，众医交口极沮，渠家并后三剂不肯服矣。余持前药一盏，勉令服之，曰：吾即于众医前，立地转方，顷刻见效，再有何说！乃用旋覆花一味煎汤，调代赭石末二茶匙与之。才一入口，病者曰：好药，吾气已转入丹田矣！但恐此药难得。余曰：易耳。病者十四日衣不解带，目不交睫，惫甚，因图脱衣安寝。冷气一触复呕，与前药立止，思粥，令食半盏。渠饥甚，竟食二盏，少顷已食六盏。复呕，与前药立止。又因动怒，以物击婢，复呕，与前药立止。以后不复呕。但困倦之极，服补药二十剂，丸药一斤，将息二月，始能远出，方悔从前少服理中二剂耳。

胡卣臣先生曰：旋覆代赭一方，案中屡建奇绩，但医家未肯信用，熟读前后诸案，自了无疑惑矣！（喻昌《寓意草·卷二》）

呃 逆

冬尽偶因饱食当风，忽然一吐，倾囊而出，胃气大伤。随召诊问，体中微似发热，左关之脉甚大，自云：始先中脘不舒，今觉气反攻左。始用梨汁不投，今用蔗浆稍定。不知此何症也？昌因断曰：此虚风之候也。以胃中所受之水谷，出尽无留，空虚若谷，而风自内生，兼肠中久蓄之风，乘机上入，是以胃中不安。然风入于胃，必左投肝木而从其类，是以气反攻左，而左脉即为之大且劲。《内经》云：风淫于内，治以甘寒。梨汁蔗浆，俱甘寒对症之物，而一效一不效者，又可知胃中气虚已极，不耐梨性之达下，而喜蔗性之和中也。于是以甘寒一派之药定方，人参、竹沥、麦门冬、生地黄之属，众议除参不用。服后腹中呱呱有声，呕出黄痰少许，胸中遂快。次早大便亦通，症似向安。然有可怪者，本是胃经受病，而胃脉反不见其病，只是上下两旁，心肾肝肺之脉，时时另起一头，不安其常。因为剖心争论，谓此非上下两旁之见病端也。乃中央气弱，不能四迄，如母病而四子失乳，故现饥馁之象耳。观公祖自云：口中之味极淡。又云：水到喉管，即注住不肯下行。明明是胃中之气不转，宿水留住喉间，不能更吞新水耳。宜急用四君子汤以理胃气，则中央之枢轴转，而四畔之机关尽利，喉管之水气不逆，而口中之淡味亦除矣。如不见信，速请明者商之，不便在此羁时误事也。然而言过激烈，反怪为故意惊骇。改召二医，有谓中风者，有谓伤寒者，见各不同。至于人参之不可用，则同声和之。谓症之轻而易疗，则同力担之。微用发表之药，即汗出沾濡，又同口赞之。曾罔顾已竭之胃气，追之实难，反开关而纵之去，于是气高神荡，呃逆不休矣。再侥幸而投黄连一剂，将绝之系，加极苦以速其绝。二医措手不及，复召昌至，则脉已大乱，如沸如羹，频转频歇，神昏不醒，身强莫移，年寿间一团黑滞，其气出则顺，而入必哕，通计昼夜一万三千五百息，即得一万三千五百哕矣。二医卸祸，谓昌前所议四君子汤，今始可用。吁嗟！呼吸存亡，尚图雍容樽俎乎？据理答之曰：气已出而不入，再加参、术之腻阻，立断矣！惟有仲景旋覆代赭石一方，可收神功于百一。进一剂而哕势稍减，二剂加代赭石至五钱，哕遂大减。连连进粥，神清色亮，脉复体轻。再用参、苓、麦冬、木瓜、甘草，平调二日，遂康复如初。此盖祖翁少时纯朴不凋，故松柏之姿，老而弥劲，非尽药之功能也。即论药，亦非参之力，乃代赭坠参下行之力也。祖翁病剧，问昌何为不至，及病间，见昌进药，即鼓勇欣尝，抑何见知之深耶！而昌亦得藉汤药以行菽水之事，快矣快矣！

胡卣臣先生曰：左氏《春秋》，无与于兵，而名将以为兵法之至精。见理不到，则一心之运用不出也。噫！难与俗人言矣！（喻昌《寓意草·卷三》）

腹　胀

顾鸣仲有腹疾近三十年，朝宽暮急，每一大发，腹胀十余日方减。食湿面及房劳，其应如响，腹左隐隐微高，鼓呼吸触之，汩汩有声。以痞块法治之，内攻外贴，究莫能疗。余为悬内照之鉴，先与明之，后乃治之。人身五积六聚之症，心肝脾肺肾之邪，结于腹之上下左右，及当脐之中者，皆高如覆盂者也。胆、胃、大小肠、膀胱、命门之邪，各结于其本位，不甚形见者也。此症乃肾脏之阴气，聚于膀胱之阳经，有似于痞块耳。何以知之？肾有两窍，左肾之窍，从前通膀胱，右肾之窍，从后通命门。邪结于腹之左畔，即左肾与膀胱为之府也。六腑惟胆无输泻，其五腑受五脏浊气传入，不能久留，即为输泻者也。今肾邪传于膀胱，膀胱溺其输泻之职，旧邪未行，新邪踵至，势必以渐透入膜原，如革囊裹物者然。经曰：膀胱者州都之官，津液藏焉，气化则能出矣。然则肾气久聚不出，岂非膀胱之失其运化乎！夫人一围之腹，大小肠、膀胱俱居其中，而胞又居膀胱之中，惟其不久留输泻，是以宽乎若有余地。今肾之气，不自收摄，悉输膀胱，膀胱蓄而不泻，有同胆腑之清净无为，其能理乎！宜其胀也，有与生俱焉者矣！经曰：肾病者善胀。尻以代踵，脊以代头。倘膀胱能司其输泻，何致若此之极耶！又曰：巨阳引精者三日。太阳膀胱经，吸引精气者，其胀止于三日。此之为胀，且数十年之久，其吸引之权安在哉！治法补肾水而致充足，则精气深藏，而膀胱之胀自消。补膀胱而令气旺，则肾邪不蓄，而输化之机自裕。所以然者，以肾不补不能藏，膀胱不补不能泻。然补肾易而补膀胱则难。以本草诸药，多泻少补也。经于膀胱之予不足者，断以死期。后人莫解其故。吾诚揣之，岂非以膀胱愈不足则愈胀，胀极势必逆传于肾；肾胀极，势必逆传于小肠；小肠胀极，势必逆传于脾。乃至通身之气，散漫而无统耶？医者于未传之先，蚤见而预图之，能事殚矣！

胡卣臣先生曰：言腹中事，如张炬而游洞天，愈深愈朗。（喻昌《寓意草·卷四》）

刘泰来年三十二岁，面白体丰，夏月惯用冷水灌汗，坐卧巷曲当风。新秋病疟，三五发后，用药截住。遂觉胸腹间胀满日增，不旬日外，腹大胸高，上气喘急，二便全无，饮食不入，能坐不能卧，能俯不能仰，势颇危急。虽延余至家，其专主者在他医也。其医以二便不通，服下药不应，商用大黄二两作一剂。病者曰：不如此不能救急，可速煎之。余骇曰：此名何病，而敢放胆杀人耶？医曰：伤寒肠结，下而不通，惟有大下一法，何谓放胆！余曰：世间有不发热之伤寒乎？伤寒病因发热，故津液枯槁，肠胃干结，而可用下药，以开其结。然有不转失气者不可攻之戒，正恐误治太阴经之腹胀也。此病因腹中之气散乱不收，故津水随气横决四溢而作胀，全是太阴脾气不能统摄所致。一散一结，相去天渊，再用大黄猛剂，大散其气，若不胀死，定须腹破。曷不留此一命，必欲杀之为快耶！医唯唯曰：吾见不到，姑已之。出语家人曰：吾去矣，此人书多口溜，不能与争也。病家以余逐其医而含怒，私谓，医虽去，药则存，且服其药，请来未迟。才取药进房，余从后追至，掷之沟中。病者殊错愕，而婉其辞曰：此药果不当服，亦未可知，但再有何法可以救我？其二弟之不平，则征色而且发声矣。余即以一柬，面辨数十条，而定理中汤一方于后。病者见之曰：议论反复精透，但参、术助胀，安敢轻用？大黄药已吃过二剂，尚未见行，不若今日且不服药，挨至明日。再看光景。亦无可奈何之辞也。余曰：何待明日？腹中真气渐散，今晚子丑二时，阴阳交剥之界，必大汗晕眩，难为力矣！病者曰：锉好一剂，俟半夜果有此证，即刻服下何如？不识此时服药尚可及否？余曰：既畏吾药如虎，煎好备急亦通。余就客寝坐待室中呼召，绝无动静。次早，其子出云：昨晚果然出汗发晕，忙服尊剂，亦不见效，但略睡片时，仍旧作胀。进诊，病者曰：服药后，喜疾势不增，略觉减可，且再服一剂，未必大害。余遂以三剂药料作一剂，加人参至三钱，服过又进一大剂，少加黄连在内。病者扶身出厅云：内胀大减，即不用大黄亦可耐，但连日未得食，必用大黄些些，略通大便，吾即放心进食矣。余曰：如此争辩，还认作伤寒病不肯进食，其食吃饭、吃肉亦无不可。于是以老米煮清汤饮之，不敢吞粒。余许以次日一剂立通大便，病者始快。其二弟亦快，云：定然必用大黄，但前后不同耳。次日戚友俱至，病者出厅问药。余曰：腹中原是大黄推荡之泄粪，其所以不出者，以膀胱胀大，腹内难容，将大肠撑紧，任凭极力努挣，无隙可出，看吾以药通膀胱之气，不治大便，而大便自至，足为证验。于是以五苓散本方与服，药才入喉，病者即索秽桶，小便先出，大便随之，顷刻泄下半桶。观者动色，竞称华佗再出，然亦非心服也。一月后小患伤风，取药四剂，与荤酒杂投，及伤风未止，并谓治胀亦属偶然，竟没其功。然余但恨不能分身剖心，指引迷津耳，实无居功之意也。

胡卣臣先生曰：世间不少血性男子，然肝脑无补者多矣！此段转移，全在危疑关头着力，所以为超。（喻昌《寓意草·卷一》）

泄　泻

胡太夫人偶然肚腹不宁，泻下数行，医以痢疾药治之，其利转多，更引通因通用之法，用九蒸大黄丸三钱下之，遂扰动胃气胀痛，全不思食，有似噤口痢状。余诊之，见六脉皆沉而伏，应指模糊。亟曰：此非痢疾之证，乃误治之证也。今但安其胃，不必治痢，而痢自止；不必治胀痛，而胀痛自止。于是以四君子汤为主治，少加姜、蔻暖胃之药，用之二剂，痢果不作。但苦胃中胀痛不安，必欲加入行气之药，以冀胀消痛止，而速得进食。余固争曰：宁可缓于食，不可急于药，盖以前因误药引动胃气作楚，始治乱民，惟有安之之法。若再加行气，则胀痛必无纪极。坚持前说，即用橘皮和中，亦须炒而又炒，绝不惹动其气，凡五日未得大便，亦不惹动其便，听其缓缓痛止胀消，食进便利，共七日全安。浑不见药之功，实为无功之功也。噫！今之随主见而图可喜之功者，即生出事端，亦谓病之所有，非医之所造，谁悬明鉴而令丝毫莫遁耶？此所以成时医之世界也。（喻昌《寓意草·卷二》）

便　秘

　　岵翁公祖，自春月论耳鸣后，见昌执理不阿，知为可用。至冬初以脾约便艰，再召诊视。进苁蓉、胡麻、山药、首乌等，四剂即润。盖缘肠中少血多风，与药适宜，故效敏耳。自是益加信悦，时沐枉驾就问，披衷相示。（喻昌《寓意草·卷三》）

　　老先生玉体清瘦，淡泊宁静以御神，病邪无从窃入，虽食饮素约，然三日始一更衣，出孔比入孔尤约，故精神有余，足以虑周当世，而中外倚毗壮猷也。偶因大便后寒热，发作有时，颇似外感。其实内伤，非感也。缘素艰大便，努挣伤气，故便出则阴乘于阳而寒，顷之稍定，则阳复胜阴而热也。若果外感之寒热，何必大便后始然耶？此时但宜以和平之剂治内伤，辅养元气为上。加入外感药驱导兼行，必致内伤转增。奈何先生方欲治肠中之燥，医家又欲除内蕴之湿，不思肠燥为相安之恒，可以不治。即治之不过润肠生血，亦无不可。若乃见为湿热，而用滑利之药以驱导之，则误甚矣！盖瘦人身中以湿为宝，有湿则润，无湿则燥，今指燥为湿，是指火为水也。且膀胱者水道也，大肠者谷道也。以三日一便之肠，误用滑药，转致澼出无度，犹不悔悟，每一大遗，辄矜祛湿之力，世间岂有湿从谷道而出之理哉！不过因主人暂快大肠之润，而谬饰其词耳！讵知沧海不足以实漏卮，而元气日削乎！始之阴阳交胜者，渐至交离，而阴从泻伤，阳从汗伤。两寸脉浮而空，阳气越于上；关尺脉微而细，阴气越于下。不相维附，势趋不返矣！然汗出尚有时，而下痢则无时，究竟阴阳之气，两竭于下，便出急如箭，肛门热如烙，此时尚以滑石、木通、猪苓、泽泻等，分利小水以止泄，不知阴虚自致泉竭，小便从何得来？止令数十年大肠之积蓄尽空，仰给于胃脘，食入毋俟停留。已挈柄而挹之下注，久久胃不能给，遂将肠中自有之垢，暗行驱下，其臭甚腥，色白如脓，垢尽而肠气亦不留，只是周身元气至宝，坐耗于空虚之府，非不服人参大补。然药力入胃则肠空，入肠则胃空，便出则肠胃俱空。由是下空则上壅，胸膈不舒，喉间顽痰窒塞，口燥咽干，彻夜不寐。一切食物，惟味薄质轻者，胃中始爱而受之。此时尚图养血安神，调脾祛痰，旷日缓治，其不达时宜也甚矣。夫宣房瓠子之决，天子公卿，咸轻掷金马璧鸡奠之，以策群力，而襄底定，请以朝廷破格之法，而通于医药可乎？草野罔识忌讳，或者可与图功耳。

附药议：

方用人参、白术、甘草、山茱萸、五味子、宣木瓜、白芍药、升麻、赤石脂、禹余粮。人参、白术、茯苓、甘草为四君子汤，理脾胃之正药也。而不用茯苓者，以其淡渗，恐伤阴也。而用山茱萸以收肝气之散，五味子以收肾气之散，宣木瓜以收胃气之散，白芍药以收脾气及脏气之散。合之参、术之补，甘草之缓，升麻之升，阴阳两和。俾元气上者下，而下者上，团聚于中不散，斯脉不至上盛，腹不至雷鸣，汗不至淋漓，肛不至火热。食饮自加，便泄自止。是收气之散，为吃紧关头，故取四味重复，藉其颛力，至于用涩以固脱，药味多般不同，此用禹余粮、石脂者，取其颛固下焦之脱也。况肠胃之空，非二味不填；肠垢已去，非二味不复。其黏着之性，所谓下焦有病患难会，须用余粮、赤石脂者，以是故也。又况误以石之滑者伤之，必以石之涩者救之，尤有同气相求之义耶！所以必用大剂药料，煎浓膏调二味服下，恐药力清薄，不遂其留恋，故以啜粪之法用之，取其久停。又以饮醇之法用之，取其缓入，非谓一饮尽剂，强以所难也。先生弗解其意，见药剂过重，谓为难用。医者见二味涩药，又从旁破为不可用。不知十剂中，涩居其一，如七曜经天，何可少一曜耶？且石脂不过土之赤者也，余粮不过土之外刚内柔者也。中州土病，而引土为治，尚谓不宜，则诸草木之根荄，更无取矣！东海西海，天下后世有明者出焉，理自相同，光自不掩，必求行其所知，则贱者售，而病乃殆矣，谓之何哉？

先生闻名而请，极其敬重，及见议病议方，反多疑意。不才即于方末慨叹数语，飘然而别。次日先生语戚友云：昨之论辨甚明，但石脂、余粮，生平未曾服过，即娄中医者，亦未曾用过，只得附未达不敢尝之义。华天御孝廉荐治陈彦质之病，比先生更重几倍，用石脂、余粮而收成功，其案具存，可复阅也。其后往郡迎医，用补剂稍效，然不善于补，转致夜间健食，脾气泄露无余，肛门火烙，阳气下陷，久而不升，遂成臀痈，竟付外科治疗。吁嗟！先生独何不身事视国也哉！

胡卤臣先生曰：萍槎司马敫历中外，清刚晓练，今之显允方叔也。从津门归，朝命再下，倚任方殷，司马淹留抱病，竟至不起。使用嘉言之言，即以疆场死，不犹愈易篑家臣之手耶！（喻昌《寓意草·卷二》）

咫旭乃室病膈气二十余日，饮粒全不入口。延余诊时，尺脉已绝而不至矣。询其二便，自病起至今，从未一通，止是一味痰沫上涌，厌厌待尽，无法以处。邑庠有施姓者，善决生死，谓其脉已离根，顷刻当坏。余曰：不然，《脉经》明有开活一款云，上部有脉，下部无脉，其人当吐不吐者死。是吐则未必死也，但得天气下降，则地道自通。故此症倍宜治中，以气高不返，中无开阖，因成危候。待吾以法缓缓治之，自然逐日见效，于是始独任以观验否。乃遂变旋覆代赭成法，而用其意，不泥其方。缘女病至尺脉全无，则莫可验其受孕，万一有而不求，以赭石、干姜辈伤之，呼吸立断矣，姑阙疑。以赤石脂易赭石，煨姜易干姜，用六君子汤加旋复花，煎调服下，呕即稍定。其岳父见用人参，以为劫病而致憾。余曰：无恐也，治此不愈，愿以三十金为罚；如愈，一文不取。乃全神照应，药必亲调，始与服之。三日后，渐渐不呕；又三日后，粥饮渐加，举家甚快。但病者全不大便，至是已月余矣。一则忧病之未除，再则忧食之不运，刻刻以通利为嘱。余曰：脏气久结，食饮入胃，每日止能透下肠中一二节，食饮积之既久，脏气自然通透，原议缓治，何得急图耶！举家金以余为不情，每进诊脉，辄闻病者鼻息之扬，但未至发声相詈耳。盖余以归、地润肠之药，恐滞膈而作呕，硝石、大黄通肠之药，恐伤胎而殒命。姑拂其请，坚持三五日，果气下肠通，而病全瘳矣！病瘳而其家窃议曰：一便且不能通，曷贵于医耶？月余腹中之孕果渐形着。又议曰：一孕且不能知，安所称高耶？吁嗟！余之设诚而行，以全人夫妻子母，而反以得谤也，岂有他哉！惟余得谤，当世之所谓医者，然后乃得名耳！

胡卣臣先生曰：议论入理之深，自然入俗之浅，如中无开阖之语，及脏气逐日渐通之语，岂堪向寻常索解耶！（喻昌《寓意草·卷二》）

痢　疾

陈汝明病痢，发热如蒸，昏沉不食，重不可言，至第三日危急将绝，方请余诊。其脉数大空虚，尺脉倍加洪盛。谓曰：此两病而凑于一时之证也。内有湿热，与时令外热相合，欲成痢证，尚不自觉。又犯房劳，而为骤寒所乘，以故发热身重，不食昏沉，皆属少阴肾经外感。少阴受邪，原要下痢清白，此因肠中湿热，已蒸成猪肝鱼脑败浊之形，故色虽变而下痢则同也。再用痢疾门药一剂，即刻不救矣！遂忙以麻黄附子细辛汤一剂，与之表散外邪，得汗后热即微减；再以附子理中汤，连进二剂，热退身轻能食；改用黄连理中汤丸，服至旬日全安。（喻昌《寓意草·卷二》）

　　陈彦质患肠风下血近三十年，体肥身健，零星去血，旋亦生长，不为害也。旧冬忽然下血数斗，盖谋虑忧郁过伤肝脾。肝主血，脾统血，血无主统，故出之暴耳。彼时即宜大补急固，延至春月，则木旺土衰，脾气益加下溜矣。肝木之风与肠风交煽，血尽而下尘水，水尽而去肠垢，垢尽而吸取胃中所纳之食，汩汩下行，总不停留变化，直出如箭，以致肛门脱出三五寸，无气可收。每以热汤浴之，睁叫托入，顷之去后，其肛复脱，一昼夜下痢二十余行，苦不可言。面色浮肿，夭然不泽，唇焦口干，鼻孔黑煤，种种不治，所共睹矣！仆诊其脉，察其证，因为借箸筹之，得五可治焉。若果阴血脱尽，则目盲无所视，今双眸尚炯，是所脱者下焦之阴，而上焦之阴犹存也，一也。若果阳气脱尽，当魄汗淋漓，目前无非鬼像，今汗出不过偶有，而见鬼亦止二次，是所脱者脾中之阳，而他脏之阳犹存也，二也。胃中尚能容谷些少，未显呕吐哕逆之证，则相连脏腑未至交绝，三也。夜间虽艰于睡，然交睫时亦多，更不见有发热之候，四也。脉已虚软无力，而激之间亦鼓指，是禀受原丰，不易摧朽，五也。但脾脏大伤，兼以失治旷日，其气去绝不远耳。经云：阳气者，如天之与日，失其所，则折寿而不彰。今阳气陷入阴中，大股热气从肛门泄出，如火之烙，不但失所已也。所以犹存一线生意者，以他脏中未易动摇，如辅车唇齿，相为倚藉，供其绝乏耳。夫他脏何可恃也？生死大关，全于脾中之阳气，复与不复定之。阳气微复，则食饮微化，便泄微止，肛门微收；阳气全复，则食饮全化，便泄全止，肛门全收矣。然阴阳两竭之余，偏驳之药，既不可用，所藉者，必参、术之无陂。复气之中，即寓生血，始克有济。但人参力未易辨。况才入胃中，即从肠出，不得不广服以继之，此则存乎自裁耳。于是以人参汤调赤石脂末，服之稍安，次以人参、白术、赤石脂、禹余粮为丸，服之全愈。其后李萍槎先生之病，视此尚轻数倍，乃见石脂、余粮之药，骇而不用，奈之何哉！

胡卣臣先生曰：似此死里求生，谁不乐从？其他拂情处，不无太直。然明道之与行术，则径庭矣。（喻昌《寓意草·卷二》）

浦君艺病痢疾，初起有表邪未散，而误用参、术固表，使邪气深入；又误服黄连凉解，大黄推荡。治经月余，胃气不运，下痢一昼夜百余行，一夕呕出从前黄连药汁三五碗，呕至二三次后，胃与肠遂打为一家，内中幽门、阑门洞开无阻，不但粥饮直出，即人参浓膏才吞入喉，已汩汩从肠奔下。危急之中，诸昆玉及内戚俱探余曰：此证可无恐乎？余曰：在此用药便有可持，吾岂不知病势之危，但无别人可任，姑以静镇之，而殚力以报知己耳！于是以大剂四君子汤，煎调赤石脂、禹余粮二味，连连与服。服后其下奔之势少衰，但腹中痛不可忍。君艺曰：前此下痢虽多，然尚不痛，服此药而痛增，未可再服矣。余曰：此正所谓通则不痛，痛则不通之说也。不痛则危，痛则安，何乐而不痛耶？仍以前药再进。俟势已大减，才用四君子倍茯苓，十余剂全安。

胡卣臣先生曰：闭门造车，出而合辙，使郡邑医学中，仿此议病，先衡量所造高下，然后用之则可矣。（喻昌《寓意草·卷二》）

沈若兹乃郎，因痘后食物不节，病泻。泻久脾虚，病疟。

遂尔腹痛胀大，三年来服消导药无算，腹胀及泻利总不愈。去岁迎医，服参苓白术稍效，医去仍复如故。病本腹胀，更兼肠澼。肠澼者，大肠之气，空洞易走，胃中传下之物，总不停蓄，澼出无度，腥水不臭，十中五死、五生之症也。今则病势转深，又加四逆矣：暮热朝凉，一逆也；大渴引汤救急，二逆也；气喘不能仰睡，三逆也；多汗烦躁不宁，四逆也；无病患腹中之气，运转收摄，是以身体轻快，大便省约。今为久泻，遂至气散不收。腹之胀，肠之鸣，便出之不自知，皆此故也。气既散而不收，又服行气利水之药，不愈增其散乎！无病患身中营卫，两无偏胜，故阳胜则发热，阴胜则恶寒。病疟之时，寒热交作，犹是阴阳互战，迨泻久亡阴，整夜发热，一线之阴，为阳所乘，求其相战，不可得矣！内水亏竭，燎原之火自焚，不得不引外水以济急。然有形之水，不足以制无形之火，徒增胀泻，而重伤其阴气耳！医不清其源，以香燥之药，助火劫阴。如官桂、肉豆蔻等类，用之误矣。夫男子气海在于脐下，乃元气之舍，性命之根也。久泻则真气亦散，势必上乾清道，而不下行，鼻中鼾鼾有声，不能仰卧，是其征也。夫此已散之气，必不能复归其处，但冀未散之气，不致尽散则可耳。屡服木香、槟榔、苏子、腹皮、浓朴等降气之药，尤误之误矣。至于汗出烦躁，则阴气虚尽，孤阳亦不能久留之兆也。总如岁运，有温热无寒凉，有生长无收藏，人物能免夭札疵疠乎？于此而图旋转之功，亦难之难矣！

　　若兹见案，转托戚友，强恳用药，因以清燥润肺为主，阿胶、地黄、门冬等类同蜜熬膏三斤，渠男三年为药所苦，得此甘味，称为糖也。日争十余次服之，半月药尽，遂至大效。身凉气平，不渴、不烦、不泻，诸症俱退，另制补脾药末善后，全愈。

胡卣臣先生曰：久泻而用润药，与症相反，而究竟相宜。议病时先辟三种治法之误，已隐隐见大意矣。与吴吉长乃室治验，参看自明。（喻昌《寓意草·卷四》）

张仲仪初得痢疾三五行，即请往诊，行动如常，然得内伤之脉，而夹少阴之邪。余诊毕即议云：此证仍宜一表一里，但表药中多用人参，里药中多用附子，方可无患；若用痢疾门诸药，必危之道也。仲仪以平日深信，径取前药不疑，然疾势尚未着也。及日西，忽发大热，身重如巨石，头在枕上，两人始能扶动，人事沉困，举家惶乱，忙忙服完表里二剂。次早诊时，即能起身出房，再与参附药二剂全安。若不辨证用药，痢疾门中，几曾有此等治法乎！况于疾未着而早见乎！（喻昌《寓意草·卷二》）

周信川年七十三岁，平素体坚，不觉其老，秋月病痢，久而不愈。至冬月成休息痢，一昼夜十余行，面自浮肿，肌肤晦黑，求治于余。诊其脉沉数有力，谓曰：此阳邪陷入于阴之证也。吾当以法治之，尚可痊愈，明日吾自袖药，来面治。于是以人参败毒散本方煎好，用浓被围椅上坐定，置火其下，更以布条卷成鹅蛋状，置椅褥上，殿定肛门，使内气不得下走，然后以前药滚热与服，良久又进前药，遂觉皮间有津津微润，再溉以滚汤，教令努力忍便，不得移身。如此约二时之久，皮间津润总未干，病者心躁畏热，忍不可忍，始令连被卧于床上。是晚止下痢二次，以后改用补中益气汤，一昼夜止下三次，不旬日而全愈。盖内陷之邪，欲提之转从表出，不以急流挽舟之法施之，其趋下之势，何所底哉！闻王星宰世兄患久痢，诸药不效，苏郡老医进以人参败毒散，其势差减，大有生机，但少此一段斡旋之法，竟无成功。故凡遇阳邪陷入阴分，如久疟、久痢、久热等证，当识此意，使其缓缓久久透出表外，方为合法。若急而速，则恐才出又

入，徒伤其正耳。（喻昌《寓意草·卷二》）

朱孔阳年二十五岁，形体清瘦，素享安佚，夏月因构讼，奔走日中，暑湿合内郁之火而成痢疾，昼夜一二百次，不能起床，以粗纸铺于褥上，频频易置，但饮水而不进食，其痛甚厉，肛门如火烙，扬手掷足，躁扰无奈。余诊其脉弦紧劲急，不为指挠，谓曰：此证一团毒火蕴结在肠胃之内，其势如焚，救焚须在顷刻，若二三日外，肠胃朽腐矣！于是以大黄四两，黄连、甘草各二两，入大砂锅内煎，随滚随服，服下人事稍宁片刻，少顷仍前躁扰。一昼夜服至二十余碗，大黄俱已煎化，黄连、甘草俱煎至无汁，次日病者再求前药。余诊毕，见脉势稍柔，知病可愈，但用急法不用急药，遂改用生地、麦门冬各四两，另研生汁，而以天花粉、牡丹皮、赤芍药、甘草各一两，煎成和汁，大碗咽之。以其来势暴烈，一身津液从之奔竭，待下痢止，然后生津养血，则枯槁一时难回。今脉势既减，则火邪渐退，不治痢而痢自止，岂可泥润滞之药，而不急用乎！服此药，果然下痢尽止，但遗些少气沫耳。第三日思食豆腐浆，第四日略进陈仓米清汁，缓缓调至旬余，方能消谷。亦见胃气之存留一线者，不可少此焦头烂额之客耳。（喻昌《寓意草·卷二》）

积　聚

袁聚东年二十岁，生痞块，卧床数月，无医不投。日进化坚消痞之药，渐至枯瘁肉脱，面黧发卷，殆无生理。买舟载往郡中就医，因虑不能生还而止。然尚医巫日费。余至则家计已罄，姑请一诊，以决生死远近耳，无他望也。余诊时，先视其块，自少腹至脐旁，分为三歧，皆坚硬如石，以手拊之，痛不可忍。其脉止两尺洪盛，余具微细。谓曰：是病由见块医块。不究其源而误治也。初起时块必不坚。以峻猛药攻，至真气内乱，转护邪气为害，如人厮打，扭结一团，旁无解散，故进紧不放，其实全是空气聚成。非如女子冲任血海之地，其月经凝而不行，即成血块之比。观两尺脉洪盛，明明是少阴肾经之气，传于膀胱。膀胱之气，本可传于前后二便而出，误以破血之药，兼破其气，其气遂不能转运，而结为石块。以手摩触则愈痛，情状大露。若是血块得手，则何痛之有？此病本一剂可瘳，但数月误治，从上至下，无病之地，亦先受伤。姑用补中药一剂，以通中下之气，然后用大剂药，内收肾气，外散膀胱之气，以解其相厮相结。约计三剂，可痊愈也。于是先以理中汤，少加附子五分，服一剂，块已减十之三。再用桂、附药一大剂，腹中气响甚喧，顷之三块一时顿没。戚友共骇为神。再服一剂，果然全愈。调摄月余，肌肉复生，面转明润，堆云之发，才剩数茎而已。每遇天气阴寒，必用重浓被盖覆，不敢起身。余谓病根尚在，盖以肾气之收藏未固，膀胱之气化未旺，兼之年少新婚，倘犯房室，其块复作，仍为后日之累。更用补肾药，加入桂、附，而多用河车为丸，取其以胞补胞，而助膀胱之化源也。服之竟不畏寒，腰围亦大，而体加充盛。年余又得子。感前恩而思建祠肖像以报，以连值岁凶，姑尸祝于家庭焉，亦浓之道矣！

胡卣臣先生曰：辨症十分明彻，故未用药，先早知其功效矣！又早善其后，得心应手之妙，一一传之纸上大有可观。（喻昌《寓意草·卷四》）

膨 胀

从来肿病，遍身头面俱肿，尚易治；若只单单腹肿，则为难治。此其间有所以然之故，不可不辨也。盖传世诸方，皆是悍毒攻劫之法，伤耗元气，亏损脾胃，可一不可再之药，纵取效于一时，倘至复肿，则更无法可疗，此其一也。且遍身俱肿者，五脏六腑各有见证，故泻肝、泻肺、泻膀胱、泻大小肠之药，间有取效之时，而单单腹肿，则中州之地，久窒其四运之轴，而清者不升，浊者不降，互相结聚，牢不可破，实因脾气之衰微所致，而泻脾之药，尚敢漫用乎？此又其一也。且肿病之可泻者，但可施之西北壮盛及田野农夫之流，岂膏粱老少之所能受？设谓肿病为大满大实，必从乎泻，则病后肿与产后肿，将亦泻之耶？此又其一也。且古方原载肿病五不治：唇黑伤肝，缺盆平伤心，脐出伤脾，背平伤肺，足底平满伤肾，此五者不可治矣。是其立方之意，皆非为不可治之证而设，后人不察，概从攻泻者，何耶？惟理脾一法，虽五脏见不治之证，而能治者尚多，此又其一也。张子和以汗吐下三法劫除百病，后人有谓子和之书，非子和之笔，乃麻征君文之者，诚为知言。如常仲明云，世人以补剂疗病，宜乎不效者，此则过信刘张之学，而罔顾元气之羸劣耳！所以凡用劫夺之药者，其始非不遽消，其后攻之不消矣，其后再攻之如铁石矣。不知者见之，方谓何物邪气若此之盛，自明者观之，不过为猛药所攻，即以此身之元气，转与此身为难首，实有如驱良民为寇之比，所谓赤子盗兵，弄于潢池，亶其然哉！明乎此，则有培养一法，补益元气是也；则有招纳一法，升举阳气是也；则有解散一法，开鬼门洁净府是也。三法虽不言泻，而泻在其中矣，无余蕴矣。

胡卤臣先生曰：胀满必从乎泻，然善言泻者，补之中无非泻也，观者须识此意，始得立言之旨。（喻昌《寓意草·卷二》）

圣符病单腹胀，腹大如箕，紧硬如石，胃中时生酸水，吞吐皆然，经年罔效。盖由医辈用孟浪成法，不察病之所起，与病成而变之理，增其势耳。昨见云间老医前方，庞杂全无取义，惟肾气丸一方，犹是前人已试之法，但此病用之，譬适燕而南其指也。夫肾气丸为肿胀之圣药者，以能收摄肾气，使水不泛溢耳。今小水一昼夜六七行，沟渠顺导，水无泛滥之虞也。且谓益火之源，以消阴翳耳。今酸味皆从火化，尚可更益其火乎！又有指腹胀为食积，用局方峻攻，尤属可骇，仆不得不疏明其旨。夫圣符之疾，起于脾气不宣，郁而成火，使当时用火郁发之之法，升阳散火，病已豁然解矣！惟其愈郁愈湮，渐至胀满，则身中之气，一如天地不交而成痞塞，病成而变矣。症似无火，全以火为之根，不究其根，但治其胀，如槟榔、浓朴、莱菔子之类，皆能耗气助火。于是病转入胃，日渐一日，煎熬津液，变成酸汁，胃口有如醋罋，胃中之热，有如曲蘖，俟谷饮一入，顷刻酿成酢味矣。有时新谷方咽，旧谷即为迸出，若互换者。缘新谷芳甘未变，胃爱而受之，其酸腐之余，自不能留也。夫人身天真之气，全在胃口。今暗从火化，津液升腾屑越，已非细故。况土曰稼穑，作甘者也；木曰曲直，作酸者也。甘反作酸，木来侮土，至春月木旺时，必为难治。及今可治，又治其胀，不治其酸，曾不思酸水入腹，胀必愈增，不塞源而遏流，其势有止极耶！试言其概。治火无过虚补、实泻两法，内郁虽宜从补，然甘温除热泻火之法，施于作酸日其酸转增，用必无功。故驱其酸而反其甘，惟有用刚药一法。刚药者，气味俱雄之药，能变胃而不受胃变者也。参伍以协其平，但可用刚中之柔，不可用柔中之刚，如六味丸加桂、附，柔中之刚也。于六味作酸药中，入二味止酸药，当乎不当乎？刚中之柔，如连理汤丸是也，刚非过刚，更有柔以济其刚，可收去酸之绩矣。酸去而后治胀，破竹之势已成，迎刃可解，锢疾顿蠲。脾君复辟，保合太和，常有天命矣，孰是用药者后行铢两间，可无审乎！

善后多年，闻用黄柏、知母之属，始得全效，更奇之。刚柔诸药，为丸服之，胸中如天地交而成泰，爽不可言，胀病遂不劳余力而愈。

附论善后之法：

门人请曰：吾师治病，每每议先于药，究竟桴鼓相应，纤毫不爽，今果酸止胀消，脐收腹小，奏全绩矣！不识意外尚有何患，恳同善后之法，究极言之。余答曰：悉乎哉，问也！《内经》病机，刘河间阐发颇该，至于微茫要渺，不能言下尽传，吾为子益广其义。夫病有逆传、顺传，种种不同，所谓病成之机则然。至于病去之机，从来无人道及。前论圣符之病，乃自脾入传于胃，今酸去胀消，亦自胃返于脾。故善后之法，以理脾为急，而胃则次之，其机可得言也。设胃气未和，必不能驱疾，惟胃和方酸减谷增，渐复平人容蓄之常。然胃喜容蓄，脾未喜健运，倦怠多睡，惟乐按摩者有之；受食一盏，身若加重，受食三盏，身重若加一钧者有之；步履虽如常候，然登高涉险，则觉下轻上重，举足无力者有之；脾阳弗旺，食后喜溉沸汤，借资于有形之热者有之；其病之余，夏热为瘅，秋清为疟，燥胜脾约，湿胜脾泄者有之。故理脾则百病不生，不理脾则诸疾续起，久之乃入于胃也。至若将息失宜，饮食房劳所犯，脾先受之，犹可言也。设忿忿之火一动，则挟木邪直侵胃土，原病陡发，不可言也。语以一朝之忿，亡身及亲为惑，垂戒深矣！又其始焉酸胀，胃中必另创一膜囊，如赘庞者，乃肝火冲入，透开胃膜，故所聚之水，暗从木化变酸，久久渐满，膜囊垂大，其腹之胀，以此为根。观其新谷入口，酸物迸出，而芳谷不出，及每食饴糖，如汲筒入喉，酸水随即涌出，皆可征也。若非另一窠臼，则其呕时宜新腐俱出，如膈气之类，何得分别甚清耶？昨游玉峰，渠家请授他医调摄之旨，及语以另辟膜囊。其医不觉失笑曰：若是，则先生真见隔垣矣。吁嗟！下士闻道，固若此乎？订方用六君子汤，煎调赤石脂末。其医不解，岂知吾意中因其膜囊既空，而以是填之，俾不为异日患乎？吾昔治广陵一血蛊，服药百日后，大腹全消，左胁胁始露病根一长条，如小枕状，以法激之，呕出黑污斗许，余从大便泄去，始消。每思蛊胀，不论气血水痰，总必自辟一宇，如寇贼蟠据，必依山傍险，方可久聚。《内经》论五脏之积，皆有定所，何独于六腑之聚久为患，如鼓胀等类者，遂谓漫无根柢区界乎？是亦可补病机之未逮。

附窠囊症据：

许叔微《本事方》曰：微患饮澼三十年，始因少年夜坐写文，左向伏几，是以饮食多坠左边，中夜必饮酒数杯，又向左卧。壮时不觉，三五年后，觉酒止从左下有声，胁痛、食减、嘈杂，饮酒半盏即止，十数日必呕酸水数升。暑月止右边有汗，左边绝无。遍访名医及海上方，间或中病，止得月余复作。其补如天雄、附子、矾石；利如牵牛、大戟、甘遂，备尝之矣。自揣必有澼囊，如水之有窠臼，不盈窠不行，但清者自行，而浊者停滞，无路以决之。故积至五七日，必呕而去。脾土恶湿，而水则流湿。莫若燥脾以去湿，崇土以填窠臼，乃制苍术丸，服三月而疾除。繇此观之，痰饮小患，尚有窠臼，岂胀满大病，反无窠臼乎？但许公酸水积至数升，必尽呕去，故不下渗于腹，若圣符则积之经年，腹中已容数斗。喉间连谷上涌者，不过数口而已。向非吾先治胃中酸水，腹内再可加一年之积乎！然腹中之事，言之反涉于诞，其不以为功也宜矣！昔贤自病三十年始悟，今之医辈，视人犹己者有几？况己病亦不如所繇耶！其更数医而不能为善后计者，总之未透此关耳！

胡卣臣先生曰：认病机处，溯流穷源，若河汉莫可纪极，然实凿凿有据，不涉影响，觉十年读书，三次折肱者，未必具此手眼。（喻昌《寓意草·卷二》）

眩 晕

吴添官生母，时多暴怒，以致经行复止。入秋以来，渐觉气逆上厥，如畏舟船之状，动辄晕去，久久卧于床中，时若天翻地覆，不能强起，百般医治不效。因用人参三五分，略宁片刻。最后服至五钱一剂，日费数金，意图旦夕苟安，以视稚子。究竟家产尽费，病转凶危。大热引饮，脑间有如刀劈，食少泻多，已治木无他望矣。闻余返娄，延诊过，许以可救，因委命以听焉。余以怒甚则血菀于上，而气不返于下者，名曰厥巅疾。厥者逆也，巅者高也。气与血俱逆于高巅，故动辄眩晕也。又以上盛下虚者，过在少阳。少阳者，足少阳胆也。胆之穴皆络于脑，郁怒之火，上攻于脑，得补而炽，其痛如劈，同为厥巅之疾也。风火相煽，故振摇而热蒸。土木相凌，故艰食而多泻也。于是会《内经》铁落镇坠之意，以代赭石、龙胆草、芦荟、黄连之属，降其上逆之气；以蜀漆、丹皮、赤芍之属，行其上菀之血；以牡蛎、龙骨、五味之属，敛其浮游之神。最要在每剂药中，生入猪胆汁二枚。盖以少阳热炽，胆汁必干。亟以同类之物济之，资其持危扶颠之用。病者药一入口，便若神返其舍，忘其苦口，连进十余剂，服猪胆二十余枚，热退身凉，饮食有加，便泻自止，始能起床行动散步，然尚觉身轻如叶，不能久支。仆恐药味太苦，不宜多服，减去猪胆及芦龙等药，加入当归一钱，人参三分，姜枣为引，平调数日而全愈。母病愈，而添官即得腹痛之病，彻夜叫喊不绝，小水全无。以茱连汤加玄胡索投之始安。又因伤食复反，病至二十余日，肌肉瘦削，眼胞下陷，才得略宁。适遭家难，症变壮热，目红腮肿，全似外感有余之候。余知其为激动真火上焚，令服六味地黄加知柏三十余剂，其火始退。退后遍身疮痍黄肿，腹中急欲得食，不能少待片顷，整日哭烦。余为勉慰其母曰：旬日后腹稍充，气稍固，即不哭烦矣。服二冬膏而全瘳。此母子二人，皆极难辨治之症，竟得相保，不大快哉！

胡卣臣先生曰：二病最多，此案深足嘉惠来学。（喻昌《寓意草·卷四》）

尊夫人惊痰堵塞窍隧，肝肺心包络间，无处不有，三部脉虚软无力，邪盛正衰，不易开散。有欲用涌剂稍吐十分之三，诚为快事。弟细筹之，此法殆不可行。盖涌法正如兵家劫营之法，安危反掌，原属险道，况痰迷不过片晌耳！设以涌药投之，痰才一动，人即晕去，探之指不得入，咽之气不能下，药势与病势相扼，转致连日不苏，将若之何？无已。如丹溪所云，惧吐者宜消息下之乎！不知窍隧之痰，万不能导，即导之下行，徒伤脾气，痰愈窒塞，此法亦不可用也。为今之计，确以理脾为先。脾气者，人身健运之阳气，如天之有日也。阴凝四塞者，日失其所；痰迷不省者，脾失其权耳。理脾则如烈日当空，片云纤翳，能掩之乎？其次莫如清肺。肺为将帅之官，气清则严肃下行。气下行，则痰之藉为坚城固垒者，方示以暇，而可用其攻击之力。所谓攻坚则暇者亦坚，攻暇则坚者亦暇是也。今四末肿麻，气壅已甚，尤不可不亟亟矣。其理脾之法，须药饵与食饮相参，白饭、香蔬、苦茗，便为佳珍，不但滑腻当禁，即粥亦不宜食，以粥饮之结为痰饮易易耳！不但杂食当禁，即饭食亦宜少减，以脾气不用以消谷，转用之消痰，较药力万万耳！其辛辣酒脯，及煎爆日曝之物，俱能伤肺，并不宜食。至于用药，弟自有节次矩矱，俟日渐轻安，来春方奏全最也。缘此病患不识治，前贤亦未见高出手眼。弟思之累日，窃以为要领在是。所以必欲持久者，与金城方略同意。且先除胁从，后歼巨魁，自势所不易捷得之事，惟台兄裁酌进教，毋谓小恙过矜，迂远不切。幸孔幸孔！

惊痰之来，始于肝胆。冬月水气归根，不敢攻治，故但以理脾药平调。必至春月木旺，才用四君子汤加龙胆草、芦荟、代赭石、黄连、青黛等药为丸，服之，痰迷之症，果获全瘳。此后不发。

胡卣臣先生曰：情形方略，指画无遗，古名将中求其人，不可多得也。（喻昌《寓意草·卷四》）

中　风

季蘅翁禀丰躯伟，望七之龄，神采不衰，近得半身不遂之症，已二年矣。病发左半，口往右喎，昏厥遗溺，初服参、术颇当，为黠医簧以左半属血，不宜补气之说，几致大坏。云间施笠泽以参、附疗之，稍得向安。然概从温补，未尽病情也。诊得脉体，软滑中时带劲疾，盖痰与风杂合之症。痰为主，风为标也。又热与寒杂合之症，热为主，寒为标也。平时手冷如冰，故痰动易至于厥。然厥已复苏，苏已呕去其痰，眠食自若。虽冬月亦能耐寒，无取重复絮，可知寒为外显之假寒，而热为内蕴之真热。既有内蕴之热，自蒸脾湿为痰，久久阻塞窍隧，而卫气不周，外风易入，加以房帏不节，精气内虚，与风相召，是以杂合而成是症耳。及今大理右半脾胃之气，以运出左半之热痰虚风，此其间有微细曲折，非只温补一端所能尽者。何也？治杂合之病，必须用杂合之药，而随时令以尽无穷之变。即如冬月严寒用事，身内之热，为外寒所束，不得从皮肤外泄，势必深入筋骨为害矣。故用姜、附以暂撤外寒，而内热反得宣泄。若时令之热，与内蕴之热相合，复助以姜、附，三热交煽，有灼筋腐肉而已。孰是用药之权衡，可以一端尽耶？或者曰：左半风废，而察脉辨症，指为兼痰兼热似矣。痰者脾湿所生，寄居右畔，是则先宜中右，而何以反中左耶？既已中左，明系左半受病，而何以反治右耶？不知此正病机之最要者。但为丹溪等方书说，病在左血多，病在右气多，教人如此认症，因而起后人之执着，至《内经》则无此说也。《内经》但言左右者，阴阳之道路。夫左右既为阴阳往还之道路，何尝可偏执哉！况左半虽血为主，非气以统之则不流；右半虽气为主，非血以丽之则易散。故肝胆居左，其气常行于右，脾胃居右，其气常行于左，往来灌注，是以生生不息也。肝木主风，脾湿为痰。而风与痰之中人，原不分于左右。但翁恃其体之健，过损精血，是以八八天癸已尽之后，左半先亏，而右半饮食所生之痰，与皮毛所入之风，以渐积于空虚之府，而骤发始觉耳。风脉劲疾，痰脉软滑，惟劲疾故病则大筋短缩，即舌筋亦短而蹇于言。小筋弛长，故从左而喎于右。从左喎右，即可知左畔之小筋，弛而不张也。若小筋能张，则左喎矣。凡治一偏之病，法宜从阴引阳，从阳引阴，从左引右，从右引左，盖观树木之偏枯者，将溉其枯者乎？抑溉其未枯者使荣茂，而因以条畅其枯者乎？治法以参、术为君臣，以附子、干姜为佐使，寒月可恃无恐；以参、术为君臣，以羚羊角、柴胡、知母、石膏为佐使，而春夏秋三时，可无热病之累。然宜刺手足四末，以泄荣血而通气，恐热痰虚风，久而成疠也。

门人问曰：经文左右者，阴阳之道路，注解以运气之司天在泉，而有左间右间为训，遂令观者茫然。今先生贴以往还二字，与太极动而生阳，静而生阴，天地生成之数，春秋自然之运，适相符契矣。但不知往于何始，还于何终，可得闻乎？答曰：微哉，问也！天地之道，春气始于左，而终于右；秋气始于右，而终于左；夏气始于上，而终于下；冬气始于下，而终于上。人身亦然。经云：欲知其始，先建其母。母者五脏相承之母也。又曰：五脏以生克而互乘，如右之肺金，往左而生肾水，克肝木；左之心火，往右而生脾土，克肺金之类。其往还交织无端。然始于金者，生则终于土，克则终于火；始于火者，生则终于木，克则终于水，此则交织中之次第也。推之十二经，如子时注少阳胆，丑时注厥阴肝之类，亦交织中之次第也。诚建其母推其类，而始终大略睹矣。

又问曰：病机之左右上下，其往还亦有次第乎！答曰：病机往还之次第，不过顺传、逆传两端。顺传者传其所生，乃天地自然之运。如春传夏，夏传长夏，长夏传秋，秋传冬，冬复传春，原不为病，即病亦轻。逆传者，传其所克，病轻者重，重者死矣！如春传长夏，长夏传冬，冬传夏，夏传秋，秋传春，非天地自然之运，故为病也。曰：言间传者生，七传者死。则间传为顺传，七传为逆传无疑。曰：非也。注《难经》者，言间传是顺行，隔一位而传，误认病机但从右旋左，不从左旋右，皆繇不知左右往还之理，而以讹传讹。试诘以肾水间一位传心火，为逆传之贼邪，则无可置喙矣。故间传七传，俱于逆传中分生死耳。间传者，心病当逆传肺，乃不传肺，而传肺所逆传之肝；肺病当逆传肝，乃不传肝，而传肝所逆传之脾。推之肝病脾病肾病皆然。此则脏腑不受克贼，故可生也。七传者，前六传已逆周五脏，第七传重复逆行，如心脏初受病，二传于肺，则肺脏伤。三传于肝，则肝脏伤。四传脾，五传肾，六传仍归于心，至七传再入于肺，则肺已先伤，重受贼邪，气绝不支矣！所谓一脏不两伤，是以死也。不比伤寒传经之邪，经尽再传，反无害也。《针经》云：善针者以左治右，以右治左。夫人身之穴，左右同也，乃必互换为治，推之上下，莫不皆然，于往还之机，益明矣！

又问曰：半身不遂之病，原有左右之分，岂左右分属之后，病遂一往不返乎？而治之迄无成效者，何也？答曰：风与痰之中人，各随所造，初无定体。病成之后，亦非一往不返也。盖有往有复者，天运人事病机，无不皆然。如风者四时八方之气，从鼻而入，乃天之气也；痰者五谷百物之味，从口而入，脾胃之湿所结，乃地之气也。势本相辽，亦尝相兼，全似内伤之与外感，每夹杂而易炫，故风胜者先治其风，痰胜者先治其痰，相等则治风兼治痰。此定法也。《内经》云：风之中人也，先从皮毛而入，次传肌肉，次传筋脉，次传骨髓。故善治者，先治皮毛，其次治肌肉。繇此观之，乃从右而渐入于左也。皮毛者，右肺主之；肌肉者，右胃主之；筋脉者，左肝主之；骨髓者，左肾主之。从外入者转入转深，故治皮毛、治肌肉，不使其深入也。又曰：湿之中人也，先从足始，此则自下而之上，无分左右者也。但内风素胜之人，偏与外风相召；内湿素胜之人，偏与外湿相召。内风之人，大块之噫气未动，而身已先伤；内湿之人，室中之础磉未润，而体已先重。是以治病必从其类也。从外入者，以渐而驱之于外，从下上者，以渐而驱之于下。若任其一往不返，安贵其为治乎！

又问曰：从外入者，驱而之外；从下上者，驱而之下，骤闻令人爽然，不识古法亦有合欤？答曰：此正古人已试之法，但未挈出，则不知作者之意耳。如治风大小续命汤，方中桂、附、苓、术、麻、防等药，表里庞杂，今人见为难用。不知用附、桂者，驱在里之邪也；用苓、术者，驱在中之邪也；而用麻、防等表药独多者，正欲使内邪从外而出也。至于病久体虚，风入已深，又有一气微汗之法，一旬微利之法，平调半月十日，又微微驱散，古人原有规则也。至于治痰之规则，不见于方书。如在上者，用瓜蒂散、栀豉汤等方；在左者，用龙荟丸；在右者，用滚痰丸，以及虚人用竹沥达痰丸。沉寒锢冷用三建汤之类，全无奥义。岂得心应手之妙，未可传之纸上耶！吾今为子辈传之。盖五味入口，而藏于胃。胃为水谷之海，五脏六腑之总司。人之食饮太过，而结为痰涎者，每随脾之健运，而渗灌于经隧，其间往返之机，如海潮然，脾气行则潮去，脾气止则潮回。所以治沉锢之法，但取辛热，微动寒凝，已后止而不用，恐痰得热而妄行，为害不浅也。不但痰得热而妄行，即脾得热而亦过动不息，如潮之有去无回，其痰病之决裂，可胜道哉！从来服峻补之药者，深夜亦欲得食，皆不知其故，反以能食为庆，曾不思爱惜脾气，令其昼运夜息，乃可有常。况人身之痰，既舔胃以流于经隧，则经隧之痰，亦必返之于胃，然后可从口而上越，从肠而下达，此惟脾气静息之时，其痰可返。故人有痰症者，早食午食而外，但宜休养。脾气不动，使经隧之痰，得以返之于胃，而从胃之气上下，不从脾之气四迄，乃为善也。试观人痰病轻者，夜间安卧，次早即能呕出泄出。痰病重者，昏迷复醒，反能呕出泄出者，岂非未曾得食，脾气静息，而予痰以出路耶？世之喜用热药峻攻者，能知此乎？噫！天下之服辛热，而转能夜食者多矣，肯因俚言而三思否？

胡卣臣先生曰：知之深，故言之详。然皆根据《内经》，

而非创说。又自有神悟，而非袭说。予向者极叹服王宇泰、缪仲淳，真是齐人知管晏耳。（喻昌《寓意草·卷四》）

瘫 痪

钱小鲁弈秋之徒也。兼善饮，每弈必饮，饮必醉，岁无虚日。辛巳秋，浩饮晚归，呕吐、寒热兼作，骨节烦疼，医以时行感冒表散药治之，不愈。更医知为酒毒，于寒凉药中用热药为乡导，治之亦不愈。卧床二十余日，始请余诊。其脉洪大促急，身软着席不能动展，左腿痛如刀刺，鼻煤，从病起至是，总不大便，此痛疽之候也。归语两门人，王生欣然有得，曰：迄今燥金司令，酒客素伤湿热，至此而发。金盛则木衰，是以筋骨疼痛，而不能起于床。脏燥而腑亦燥，是以津液干枯，而大肠失其润，以清金润燥治之可矣。吴生曰：不然，酒毒大发，肠胃如焚，能俟掘井取水乎？是必以大下为急也。余曰：下法果胜，但酒客胃气，素为多呕所伤，药入胃中，必致上壅，不能下达，即敷脐导肠等法，无所用之。掘井固难，开渠亦不易，奈何奈何？吾为子辈更开一窦。夫酒者清冽之物，不随浊秽下行，惟喜渗入者也。渗入之区，先从胃入胆，胆为清净之府，同气相交故也。然胆之收摄无几，其次从胃入肠，膀胱渗之，化溺为独多焉。迨至化溺，则所存者酒之余质，其烈性实惟胆独当之。每见善饮者，必慢斟缓酌，以俟腹中之渗，若连飞数觥，有倾囊而出耳。是以酒至半酣，虽懦夫有挥拳骂座之胆；虽窭人有千金一掷之胆；虽狷士有钻穴逾垣之胆；甚至凶徒有抚剑杀人之胆。以及放浪形骸之流，且有一饮数斛，罔顾余生之胆。以小鲁之赤贫，而胆不丧落者，夫非藉贷于酒乎！其受病实有较他人不同者，盖胆之腑，原无输泻。胆之热，他人可移于脑，浊涕从鼻窍源源而出，亦少杀其势。若小鲁则阳分之阳过旺，阳分之阴甚衰，发鬓全无，直似南方不毛之地，热也极矣，肯受胆之移热乎？幸其头间多汗，脑热暗泄，不为大患。乃胆热既无可宣，又继以酒之热，时之燥，热淫内炽。脉见促急，几何不致极惫耶！故胆之热汁满而溢出于外，以渐渗于经络，则身目俱黄，为酒瘅之病，以其渗而出也。可转驱而纳诸膀胱，从溺道而消也。今独攻环跳之穴，则在胆之本属可无驱矣。且其步履素为此穴所苦也。受伤已久，气离血散，热邪弥满留连，服药纵多，有拒而不纳耳。何能取效！即欲针之，此久伤之穴，有难于抉泻者。设遇良工如古人辈，将何法以处此乎？吾更有虑焉。有身以后，全赖谷气充养。谷气即元气也。谷人素少之人，又即藉酒为元气。今以病而废饮，何所恃为久世之资耶！吾谛思一法，先搐脑中黄水出鼻，次针胆穴之络脑间者数处，务期胆中之热移从脑鼻而出。庶乎环跳穴中，结邪渐运，而肠胃之枯槁渐回，然后以泻胆热之药入酒中，每日仍痛饮一醉，饮法同而酒性异，始得阴行而妙其用。盖其以生平之偏，造为坚垒，必藉酒为乡导，乃克有济也。岂清金润燥与下夺之法，能了其局乎！两生踊跃曰：蒙海治法，令人心地开朗，请笔之以志一堂授受之快。录此付渠子，令送商顾幼疏孝廉求救，小鲁竟阻之。或以余言为不然耶。

　　胡卣臣先生曰：先写全神，后论治法，大是奇观。（喻昌《寓意草·卷四》）

振　掉

　　杨季登第二女亦病多汗，食减肌削。诊时手间筋瘈肉颤，身倦气怯。余曰：此大惊大虚之候，宜从温补者也。遂于补剂中多加茯神、枣仁，投十余剂，全不对病。余为徘徊治法，因自忖曰：非外感也，非内伤也，非杂症也，虚汗振掉不宁，能受补药，而病无增减，且闺中处子，素无家难，其神情浑似丧败之余，此曷故耶？忽而悟曰：此必邪祟之病也。何为其父不言，甚有可疑。往诊问其面色，曰：时赤时黄。余曰：此症确有邪祟，附入脏腑；吾有神药可以驱之。季登才曰：此女每晚睡去，口流白沫，战栗而绝，以姜汤灌至良久方苏，挑灯侍寝防之，亦不能止。因见所用安神药甚当，兼恐婿家传闻，故不敢明告也。余曰：何不蚤言？吾一剂可愈。乃以犀角、羚羊角、龙齿、虎威骨、牡蛎粉、鹿角霜、人参、黄芪等药合末，令以羊肉半斤，煎取浓汁三盏，尽调其末，一次服之。果得安寝，竟不再发。相传以为神异。余盖以祟附于身，与人之神气支持，亦逼处不安，无隙可出，故用诸多灵物之遗形，引以羊肉之膻，俾邪祟转附骨角，移从大便而出，仿上古遗精变气祝繇遗事，而充其义耳。（喻昌《寓意草·卷四》）

滑　精

人生有性分之乐，有势分之乐，有形体康健之乐。性分之乐，四时皆春，万物同体。虽环堵萧然。而乐在也；虽五官弗备，而乐在也；虽夷狄患难，而乐亦在也。溪山风月，有我便是主人；木石禽鱼，相亲悉为好友。何取溺情枕席，肆志淫佚也哉！即造物小儿，无所施其播弄矣。至于势分之乐，与康健难老之乐，惟福浓者，始兼有之。盖得贵之与得寿，其源若有分合两途，少年朴不凋，此寿基也，而嫌其精采不露；髫龀机神流动，此贵征也，而嫌其浑敦太凿。此其间半予天，半予人，而后天奉若之功，不知费几许小心，然后可凝休而永命。故在得志以后，既知此身为上天托界之身，自应葆精啬神，以答天眷。若乃女爱毕席，男欢毕输，竭身中之自有，而借资于药饵，责效于眉睫，致宵小无知之辈，得阴操其祸人之术，以冀捷获，虽前代之覆辙皆然，而今时为益烈矣！盖今者雍熙之象，变为繁促。世运已从火化，复以躁急之药济之，几何不丧亡接踵乎！此道惟岐黄言之甚悉，但仕宦家不肯细心究讨耳。其云：凡阴阳之道，阳密乃固，两者不和，如春无秋，如冬无夏，是故因而同之，是谓圣度。此段经文，被从前注解埋没，不知乃是明言圣人于男女之际，其交会之法度，不过使阳气秘密，乃得坚固不泄耳。然而阴阳贵相和，有春无秋，是无阴也；有冬无夏，是无阳也。所以圣人但调其偏，以归和同，允为交会之法度而已。夫圣人太和元气，生机自握。我观夫调琴弄瑟，孝钟伐鼓，虽闺坤之性情克谐，而况于己身之血气；礼陶乐淑，仁渐义摩，虽民物之殷阜坐致，而况于一人之嗣胤。所以凡为广嗣之计者，其用药之准，但取纯正以召和，无取杂霸以兆戾也。而经文又云阴平阳秘四字，尤足互畅其义。盖阴得其平，而无过不及，然后阳得其秘，而不走泄也。此可见阳之秘密，乃神圣交会所首重。然欲阳之秘密，即不得不予其权于阴。正以阳根于阴，培阴所以培阳之基也。今人以峻烈之药，劫尽其阴，以为培阳。益以房帏重耗，渐至髓消肉减，神昏气夺，毛瘁色夭，尚不知为药所误，可胜悼哉！向见一浙医宋姓者，在京师制成大颗弹丸，遍送仕宦，托名脐带、胎发，其实用炼过硫黄在内，服之令人阳道骤坚可喜，未几燥病百出。吾乡诸大老受其祸者，历历可指。近游鹿城，闻张鸿一孝廉，以进红铅伤脑，而日夜精流不止。盖脑为髓海，脑热而通身之髓尽奔。究竟热未除而髓先竭，骨痿艰行矣。至娄过天如先生旧宅，见鼻中浊涕，凡落板壁者，深黄之色，透入木中，铲刷不除。询之，亦由服种子热药所致。后以伤风小恙，竟至不起。噫嘻！脑热已极，蒸涕为黄，出鼻之热，尚能透木，曾不省悟。至热极生风，尚治外而不治内也，复何言哉！吾乡刘石闾先生，服热药而病消渴，医者邓橘存，坚令服六味地黄汤千剂，果效，盖得于壮水之主，以制阳光之旨也。高邮袁体仁种子经验方，皆用阴阳两平之药，盖得于阴平阳秘之旨也。此老于医而审于药者，因并表之。又方士取黑铅之水，名为神水金丹以惑人。凡痰火之病，初得其下行之力，亦觉稍爽；而不知铅性至燥，转致劫阴，为害反大。又有用蒸脐之药，名彭祖接命之法者。夫脐为人之命根，以麝香、硫黄、附子等大热散气之药，加艾火而蒸灼，幸而不中真气，尚无大害。若蒸动真气，散越不收，扰乱不宁，有速毙耳。闻娄中老医穆云谷，常诲人曰：蒸脐一法，有损无益，断不可行。旨哉，言矣！亦并表之。

胡卤臣先生曰：艰嗣之故有五：一曰性偏刻，好发人阴私；一曰好洁，遇物多不适意处；一曰悭吝，持金钱不使漏一线；一曰喜娈童，非其所用，肝筋急伤；一曰多服热药、铄真阴而尽之。嘉言此论，曲畅经旨，以辟方士之谬，而破轻信之惑，真救世之药言！（喻昌《寓意草·卷四》）

血证/吐血

黄湛侯素有失血病，一晨起至书房，陡爆一口，倾血一盆，喉间气涌，神思飘荡，壮热如蒸，颈筋粗劲。诊其脉，尺中甚乱。曰：此昨晚太犯房劳，自不用命也。因出验血，见色如太阳之红。其仆云：此血如宰猪后半之血，其来甚迎。不识痴人有此确喻，再至寝室，谓曰：少阴之脉萦舌本，少阴者，肾也。今肾中之血汹涌而出，舌本已硬，无法可以救急。因谛思良久，曰：只有一法，不得已用丸药一服，坠安元气，若得气转丹田，尚可缓图。因煎人参浓汤，下黑锡丹三十粒，喉间汩汩有声，渐下入腹，顷之舌柔能言，但声不出。余亟用润下之剂，以继前药。遂与阿胶一味，重两许，溶化，分三次热服，溉以热汤。半日服尽，身热渐退，劲筋渐消。进粥与补肾药，连服五日，声出喉清，人事向安。但每日尚出深红之血盏许，因时令大热，遵《内经》热淫血溢，治以咸寒之旨，于补肾药中多加秋石，服之遂愈。

胡卣臣先生曰：此等治法，全在批郄导窾处用意，未许向痴人说梦。（喻昌《寓意草·卷二》）

门人问曰：州尊暴病呕血数升，指尖微冷，喉间窒塞，声不易出，安危之机，关于医药。有用温补人参、阿胶之属者，有用凉血生地、玄参之属者，有用降火黄柏、知母之属者，漫难适从。请吾师确言其理，以开瞽瞶。答曰：古今论失血之症，皆混在痰火一门，是以言之不中肯綮，吾试为子详之。夫血病有新久微甚，无不本之于火，然火有阴阳不同，治法因之迥远。州尊虽旧尝失血，不过伤损之类，其原颇轻。今入春以来，忽而呕血数盂，则出之暴矣。经云暴病非阳，则其为火也，即非阳火甚明。阳火者，五行之火，天地间经常可久之物，何暴之有？设其暴也，复可以五行之水折之，不能暴矣。惟夫龙雷之火，潜伏阴中，方其未动，不知其为火也。及其一发，暴不可御，以故载阴血而上溢。盖龙雷之性，必阴云四合，然后遂其升腾之势。若天青日朗，则退藏不动矣。故凡用凉血清火之药者，皆以水制火之常法，施之于阴火，未有不转助其虐者也。大法惟宜温补，而温补中之微细曲折，要在讲明有素。经曰：少阴之脉萦舌本。谓肾脉萦绕于舌根之间也。又曰：咯血者属肾。明乎阴火发于阴中，其血咯之成块而出，不比咳嗽痨症，痰中带血为阳火也。此义从前未有发明，惟汉代张仲景，为医中之圣，于伤寒症中垂戒一款云：误发少阴，汗动其经血者，下竭上厥，为难治。后人随文读去，至下竭上厥之理，总置不讲。不知下竭者，阴血竭于下也；上厥者，阴气逆于上也。盖气与血两相维附，气不得血，则散而无统；血不得气，则凝而不流。故阴火动，而阴气不得不上奔；阴气上奔，而阴血不得不从之上溢；阴血上溢，则下竭矣。血既上溢，其随血之气，散于胸中，不能复返本位，则上厥矣。阴气上逆，不过至颈而止，不能越高巅清阳之位，是以喉间窒塞，心忡耳鸣，胸膈不舒也。然岂但窒塞不舒已哉？阴气久居于上，势必龙雷之火，应之于下。血不尽竭，不止也；气不尽厥，亦不止也。仲景所以断为难治者，其以是乎？但止曰难治，非谓不治也。仲景不立治法者，以另有《卒病论》一十六卷，专论暴病，后世散逸无传耳！吾为子大辟其扃，则以健脾中阳气为第一义。健脾之阳，一举有三善也；一者，脾中之阳气旺，如天青日朗，而龙雷潜伏也；一者，脾中之阳气旺，而胸中窒塞之阴气，如太空不留纤翳也；一者，脾中之阳气旺，而饮食运化精微，复生其下竭之血。况乎地气必先蒸土为湿，然后上升为云，若土燥而不湿，地气于中隔绝矣，天气不常清乎！今方书皆治阳火之法，至龙雷之火，徒有其名，而无其治。反妄引久嗽成痨，痰中带血之阳症，不敢用健脾增咳为例。不思咯血即有咳嗽，不过气逆上厥之咳，气下则不咳矣，况于原无咳嗽者乎！古方治龙雷之火，每用桂、附引水归原之法。然施于暴血之症，可暂不可常。盖已亏之血，恐不能制其悍；而未动之血，恐不可滋之扰耳！究而论之，治龙雷之火，全以收藏为主，以秋冬则龙潜雷伏也。用收藏药不效，略用燥烈为向导，以示同气相求之义则可，既以收藏，宁敢漫用燥烈乎！先生宿有损伤失血之病，值此上下交匮，功令森严，人心欲遑，惴惴其不免，是劳伤又益以忧恐。恐则伤肾，而少阴之血无端溢出，与仲景所谓误发少阴，汗动其血者，初无少异矣。又况肝主谋虑，性喜疏泄，冬间肾气不藏，久已供肝木之挹取，今春令将行，而肝木居青龙之位，震雷之司，乘权用事，是以天时之龙雷未动，身中之龙雷先动，其血已暴涌而出，不识后此春夏十二气，龙雷大发之时，将何血以奉之耶？夫大病须用大药，大药者，天时春夏，而吾心寂然秋冬是也。昔人逃禅二字甚妙，夫禅而名之曰逃，其心境为何如哉？子后遇此病，必以崇土为先，土浓则阴浊不升，而血患自息，万物以土为根，元气以土为宅，不可不亟讲矣！

胡卤臣先生曰：今世失血一症甚夥，前后四案，发明无穷奥义，垂诲恳恳。此篇详论阴火原委，尤补千古阙失。（喻昌《寓意草·卷二》）

血证/失血

闻君求有失血疾，时一举发，其出颇多，咳嗽生痰上气，面青少泽，其脉，厥阴肝部独伤，原于忿怒之火无疑，合色脉谛详，总是阴血不足耳。但从前所用之药，本以生血，反滋其痰；本以驱痰，转耗其血。似是而非，谁其辨之？夫脉之充也，色之华也，皆气与血为之也。以脱血故，致令气亦易脱，每每上升胸膈，喘促胀闷，不利于语言行持。虽举发有时，然非细故矣。乃用行气药以取快，何异操刀使割耶？诚欲气不上升，无过于血日滋长，暗将浮游之气，摄入不息之途，乃为良治。然胸膈肺胃间，顽痰胶结，既阻循环，又难培养，似乎痰不亟除，别无生血之法矣。不知此证而欲除痰，痰未必除，气已先尽，不得之数也。从来痰药入腹，其痰不过暂开复闭，劳而无功。吾于此每用乘机利导之法，先以微阳药开其痰，继以纯阴峻投，如决水转石，亟过痰之关隘，迨至痰之开者复闭，所用生血之药，蚤已从天而下。日续一日，久久而血生，血生而气返血室，如浪子归家，转能兴家。所借以驱胶结之痰者，即此气也。此际始加除痰之药，庶几痰去气存，累年之疾，至是始得痊安耳。然饮食最宜致慎，不但肥甘生痰，浓味伤阴已也。人身自平旦至日中，行阳二十五度，饮食易消，故不成痰；自日中至合夜，行阴二十五度，饮食不消，故易成痰。释教以过午戒食，其大药王护身之一则欤？进之调摄，尤为紧关。盖贤人尝以秋冬养阴，秋者于时为收，冬者于时为藏，法天地之收藏，而宁茹毋吐，宁拒毋迎，宁早卧毋早兴。蛰虫尚知闭户，岂君子可无居室之功耶！况乎欲血不再脱，尤贵退藏于密耶！又况乎厥阴肝木受病，其憔悴之色见于三时者，犹可诿之病色，至春月发荣之时，更何诿耶？然春月之荣，不自春月始也，始于秋冬收藏之固。设冬月水脏所储者少，春月木即欲发荣，其如泉竭，不足以溉苞稂何？故失此不治，至春病危始图之，则万无及矣！

胡卣臣先生曰：扪虱而谈，可惊四座。（喻昌《寓意草·卷二》）

顾枚先年二十余岁，身躯肥大，平素嗜酒，迩来鳏居郁郁。壬午孟夏患失血证，每晚去血一二盏，至季夏时，去血无算。面色不见憔悴，肌肉不见消瘦，诊其脉亦不见洪盛，昼夜亦不见寒热。但苦上气喘促，夜多咳嗽，喉间窒塞，胸前紧逼，背后刺胀，腹中闷痛，躁急多怒。医以人参、阿胶治失血成法，用之月余，逾增其势。更医多方，以图用膏子之润上，而气时降也；用牛膝、黄柏之导下，而血时息也。及服酒研三七少许，则血止而亦不作。但未久血复至，咳复增，又以为龙雷之火所致，思用八味丸中之些微桂、附，以引火归原。总由未识病情也，请因是证而益广病机焉！人身血为阴，男子不足于阴，故以血为宝，是以失血之证，阴虚多致发热，面色多致枯黑，肌肉多致消瘦。今病者不然，岂其有余于血哉？以病为饮醇伤胃，胃为水谷之海，多气多血，二十余年水谷充养之精华，以渐内亏而外不觉也。胃之脉从头走足，本下行也。以呕血之故，逆而上行，则呼吸之音必至喘急矣。胃之气传入大小肠、膀胱等处，亦本下行也，以屡呕之，故上逆而不下达，则肠腹之间必致痛闷矣。胃气上奔，呕逆横决，则胸中之气必乱。至于紧逼痛楚，则乱之甚矣。胸中之位舍有限，已乱之气，无处可容，势必攻入于背，以背为胸之府也。至于肩髃骨空，钻如刀刺，则入之深矣。故一胃耳，分为三脘，上脘气多，下脘血多，中脘气血俱多，今胃中既乱，气血混矣。不但胃也，胃之上为膈，其心烦多怒者，正《内经》所谓血并于膈之上，气并于膈之下致然，气血倒矣。所以《内经》又言：血并于阳，气并于阴，乃为热中。又言：瘅成为消中。瘅即热也，消中者，善食多饥，而肌肉暗减也。病者之嗜饮，为热积胃中，其不病消中，而病呕血者，何耶？《内经》又以胃脉本宜洪盛，反得沉细者，为胃气已逆。若见人迎脉盛，则热聚于胃，而内生瘅。今胃脉已见沉细，其不成胃瘅，而成呕血者，又何耶？不知病者呕血之源，与此二者同出异名耳！热积于中即为消，血积于中即为瘅，而随积随呕，则为此证。揆其致此之由，必以醉饱入房而得之。盖人身气动则血动，而构精时之气，有乾坤鼓铸之象，其血大动。精者血之所化也，灌输原不止胃之一经。独此一经所动之血，为醉饱之余所阻，不能与他经之血绵续于不息之途，是以开此脱血一窦，今者竟成熟路矣！欲治此病，不如此其分经辨证，何从措手乎？岂惟经也，络亦宜辨。胃之大络贯膈络肺，不辨其络，亦孰知膈间紧进，肺间气胀痰胶，为胃病之所传哉？当此长夏土旺，不惟母病而子失养，抑且母邪尽传于子。至三秋燥金司令，咳嗽喘满之患必增，不急治之，则无及矣！今岁少阴司天，少阴之上，热气主之，运气热也；夏月适当暑热，时令热也，而与胃中积热，合煽其虐，不治其热，血必不止。然不难于血之止也，第患其止而聚也。聚于中为蛊，为痈，犹缓也；聚于上为喘，为厥，则骤也。惟遵《内经》热淫血溢，治以咸寒之旨为主治。咸能走血，寒可胜热，庶于消渴、痈疽两患可无妨碍。然必先除经病，务俾经脉下走，经气下行，后乃可除络中之病，譬沟渠通而行潦始消也，未易言也。

病者呕血，经久无法可止，父兄敦请仆往救治，告以必须议病不议药，方能用，予乃定是案。用玄明粉化水煮黄柏，秋石化水煮知母，以清解蕴热，而消瘀化疽，加甘草以调其苦，独取咸寒气味，进四剂而血止，可谓神矣！医者果然破药性大寒，渠家果不终其用。延至八月，病者胸胁高肿数围，肺内生痈，寒热大作，喘咳不休，食饮不入，俯几不敢动移，以致臀肉磨穿，危在呼吸。百计强与医治，断不应命，父兄因生仇恨，再求为其所难，以曲尽人情。只得极力治之，变证蠡出，通计免于五死而得五生。病者不戒，兼啖生冷，肺复生痈。一夕呕痰如猪胆状者，百十余枚，一脏两伤，竟至不起。仆焦劳百日，心力俱殚，第无如末流难挽何矣！

胡卣臣先生曰：向传顾病治愈，竟称神仙，其后未免以成败论矣。倘用咸寒时，遇有识者赞之，何至渴而穿井，斗而铸兵耶？然此案自堪传也。（喻昌《寓意草·卷二》）

痰　饮

尚翁老先生，脉盛体坚，神采百倍，从无病邪敢犯。但每早浴面，必呕痰水几口，胸前惯自摩揉。乳下宗气，其动应衣。若夜睡宁，水道清，则胸中爽然。其候似病非病，遍考方书，广询明医，不得其解。昌谓是痰饮结于胸膈，小有窠囊。缘其气之壮盛，随聚随呕，是以痰饮不致为害。而膻中之气，因呕而伤矣。夫膻中者，与上焦同位胸膈。经云：上焦如雾，言其气之氤氲如雾也。又曰，膻中者臣使之官，言其能分布胸中之气而下传也。今以呕之故，而数动其气，则氤氲变为急迫上奔，然稍定则仍下布，亦不为害也。大率痰为标，气为本，治标易，而治本则难。非治本之难，以往哲从未言其治法。而后人不知所治耳。昌试论之。治气之源有三：一曰肺气，肺气清，则周身之气肃然下行；先生之肺气则素清也。一曰胃气，胃气和，则胸中之气亦易下行；先生之胃气则素和也。一曰膀胱之气，膀胱之气旺，则能吸引胸中之气下行；先生青年善养，膀胱之气则素旺也。其膻中之气，乱而即治，扰而即恬者，赖此三气暗为输运，是以不觉其累，即谓之无病可也。若三气反干胸膈之人，其为紧为胀，可胜道哉！故未形之病，可以不言，而屡动之气，不可不亟反于氤氲。先生但觉为痰饮所苦，昼日常鼓呼吸之气，触出胸膈之痰，而未知痰不可出，徒伤气也。盖夜卧则痰聚于胃，晨起自能呕出。日间胃之津液，四达脏腑，即激之出不出耳。然而痰消则气自顺，是必以治痰为急。而体盛痰不易除，又必以健脾为先。脾健则新痰不生，其宿痰之在窠囊者，渐渍于胃，而上下分消，于是无痰则不呕，不呕则气不乱，气不乱则自返于氤氲矣。虽然，尚有一吃紧关头，当并讲也。人身胸中，空旷如太虚，地气上则为云，必天气降而为雨，地气始收藏不动。诚会上焦如雾，中焦如沤，下焦如渎之意，则知云行雨施，而后沟渎皆盈，水道通决，乾坤有一番新景象矣。此义首重在膀胱一经。经云：膀胱者，州都之官，津液藏焉，气化则能出矣。如人之饮酒无算而不醉者，皆从膀胱之气化而出也。盖膻中位于膈内，膀胱位于腹内，膀胱之气化，则空洞善容，而膻中之气得以下运。若膀胱不化，则腹已先胀，膻中之气，安能下达耶！然欲膀胱之气化，其权尤在于葆肾，肾以膀胱为府者也。肾气动，必先注于膀胱，屡动不已，膀胱满胀，势必逆奔于胸膈，其窒塞之状，不可名言。肾气不动，则收藏愈固。膀胱得以清静无为。而膻中之气，注之不盈矣。膻中之气，下走既捷，则不为牵引所乱，而胸中旷若太空。昌更曰：气顺则痰不留，即不治痰，而痰自运矣。谨论。

胡卣臣先生问曰：痰在膈中，去喉不远，每早必痛呕始出者何耶？曰：道不同也。胸膈之间，重重膈膜遮蔽，浑无空隙，痰从何出？所出者胃中之痰耳！曰：然则膈中之痰不出耶？曰：安得不出，但出之艰耳！盖膻中之气，四布于十二经，布于手足六阳经，则其气从喉吻而上出；布于手足六阴经，则其气从前后二阴而下出。然从下出者无碍，从上出者，亦必先下注阳明，始得上越，是以难也。曰：若是则所论膀胱气化一段，渊乎微矣。但吸引之机权，从不见于经典，岂有所自乎？曰：《内经》有巨阳引精之义，缘无注解，人不能会。巨阳者，太阳膀胱经也。谓膀胱能吸引胸中之气下行，而胸中之胀自消，此足症也。曰：胸中窠囊之说，确然无疑，不知始于何因，结于何处，消于何时也。曰：人身之气，经盛则注于络，络盛则注于经。窠囊之来，始于痰聚胃口，呕时数动胃气，胃气动则半从上出于喉，半从内入于络。

胃之络贯膈者也，其气奔人之急，则冲透膈膜，而痰得以居之。痰人既久，则阻碍气道，而气之奔人者，复结一囊，如蜂子之营穴，日增一日，故治之甚难。必先去胃中之痰，而不呕不触，俾胃经之气，不急奔于络，转虚其胃，以听络中之气，返还于胃，逐渐以药开导其囊，而涤去其痰，则自愈矣。此昌独得之见，屡试之法也。曰：所言身内病情消息，如宝鉴列眉，令人钦服。生平读医书，于五脏位置，不能无疑，请并明之。人身戴九履一，左三右七，五居中宫，则心南肾北肝东肺西，乃定位也。乃肾不居正北，而分隶东北西北者何耶？曰：肾有两，故分隶两傍，而虚其在中之位以为用。所谓两肾中间一点明，正北方水中之真火，而为藏精宅神之本。其体虽分左右，而用实在中，故心肾交媾之所，各该三寸六分，设从两肾歧行而上，其去中黄，不太远乎！凡内观五脏，当观其用也。曰：肺为一身之华盖，如莲花舒叶于心之上，位正乎中，何以定其位于西南耶？诚如两肾之例，则西南可位，岂东南独不可位乎！曰：肺居心上，其募不与左连，但从右达，其用亦在西也。曰：其不与左连者何也？曰：地不满东南，其位常空隙不用。设肺募得与左连，地无缺陷矣。曰：然则天不满西北，何以右肾居之耶？曰：两肾之用在中，此不过其空位耳。惟右肾为空位，故与三焦之有名无形者相配。而三焦则决渎之官，水道由之而出，正以天不满西北也。曰：然则脾胃居右，其用亦在右耶？曰：胃居中，脾居右，胃中所容之水谷，全赖脾以运行，而注其气以输周身，其用即在中也。其用在中，故西方可容肺脾二脏。若脾之用在右，则置肺之用于何所乎？曰：然则肝之用何在耶？曰：肝木居于正东，东南为地之空位，其气既无主，东北为左肾之本位，其用又不存，故肝之气得以彻上彻下，全运于东方，其为用也大矣。曰：然则心之用何在耶？曰：心之外有包络，包络之外曰膻中。心者君主之官，膻中者臣使之官，是膻中为心之用也。曰：心之神明，其用何在耶？曰：神明之用，无方无体，难言也。《道经》云：太玄无边际，妙哉！《大洞经》曰太玄，曰无边际，曰妙哉，形容殆尽矣。禅机云：赤肉团上，有一无位真人。旨哉斯言！惟无位乃称真人，设有位则仍为赤肉团矣。欲窥其倪，惟在感而遂通之界。先生曰：吾浅言之。人能常存敬畏，便可识神明之所起。曰：此尧兢舜业，而为允执者也。昌多言反晦。先生一言逗出，诚为布鼓过雷门矣，因并记之。

胡卣臣先生曰：每与嘉言接谭，如见刘颖川兄弟，使人神思清发。或体气偶有未佳，则陈琳一檄，枚氏《七发》，少陵五言诗，辋川几重图。无不备矣！观此论至明至正，至精至微，愧无马迁笔，为作仓公传也。（喻昌《寓意草·卷三》）

痿　证

陆平叔文学，平素体虚气怯，面色痿黄，药宜温补，不宜寒凉，固其常也。秋月偶患三疟，孟冬复受外寒，虽逗寒热一班，而未至大寒大热。医者以为疟后虚邪，不知其为新受实邪也，投以参术补剂，转致奄奄一息。迁延两旬，间有从外感起见者，用人参白虎汤，略无寸效，昏昏嘿嘿，漫无主持。弥留之顷，昆弟子姓，仓皇治木，召昌诊视，以决行期之早暮，非求治疗也。昌见其脉未大坏，腹未大满，小水尚利，但筋脉牵掣不停，因谓此病九分可治，只恐手足痿废。仲景有云，经脉动惕者，久而成痿。今病已廿三日之久，血枯筋燥，从可识矣。吾今用法，治则兼治，当于仲景之外，另施手眼，以仲景虽有大柴胡汤两解表里之法，而无治痿之法。变用防风通圣散成方减白术，以方中防风、荆芥、薄荷、麻黄、桔梗为表药，大黄、芒硝、黄芩、连翘、栀子、石膏、滑石为里药，原与大柴胡之制相仿，但内有当归、川芎、芍药，正可领诸药深入血分而通经脉；减白术者，以前既用之贻误，不可再误耳。当晚连服二剂，第一剂殊若相安，第二剂大便始通，少顷睡去，体间津津有汗。次早再诊，筋脉不为牵掣，但阳明胃脉洪大反加，随用大剂白虎汤，石膏、知母每各两许，次加柴胡、花粉、芩、柏、连翘、栀子一派苦寒，连进十余剂，神识始得渐清，粥饮始得渐加，经半月始起坐于床，经一月始散步于地。人见其康复之难，咸忧其虚。抑且略一过唊，即尔腹痛便泄，俨似虚证。昌全不反顾，但于行滞药中加用柴胡、桂枝，升散余邪，不使下溜，而变痢以取愈。然后改用葳蕤、二冬，略和胃气，间用人参不过五分，前后用法，一一不违矩矱，乃克起九死于一生也。门人不解，谓先生治此一病，藉有天幸。《内经》云，盛者责之，虚者责之。先生今但责其邪盛，而不责其体虚，是明与《内经》相背也。余笑曰：吾非骛末忘本，此中奥义，吾不明言，金针不度也。缘平叔所受外邪，不在太阳，而在阳明，故不但不恶寒，且并无传经之壮热，有时略显潮热，又与内伤发热相仿，误用参、术补之，邪无出路，久久遂与元气混合为一。如白银中倾入铅铜，则不成银色。所以神识昏惑，嘿嘿不知有人理耳。又阳明者，十二经脉之长，能束筋骨而利机关。阳明不治，故筋脉失养，而动惕不宁耳。然经虽阳明，而治法迥出思议之表。仲景云：阳明居中土也，万物所归，无所复传。又云：伤寒欲再传经者，针足阳明，使邪不传则愈。凡此皆指已汗、已下、已传经之邪为言，故中土可以消受。若夫未经汗下，未周六经，方盛之邪，中土果能消之否耶？所以仲景又云：阳明中风，脉弦浮大而短气，腹都满，胁下及心痛，久按之气不通，鼻干，不得汗，嗜卧，一身及面目悉黄，小便难，有潮热，时时哕，耳前后肿。刺之小差，外不解。病过十日，脉续浮者，与小柴胡汤；脉但浮，无余证者，与麻黄汤；若不尿，腹满加哕者，不治。平叔之脉弦浮大，而短气，鼻干，不得汗，嗜卧，一身及面目悉黄，过经二十余日不解，悉同此例。第其腹未满，小水尚利，则可治无疑。然治之较此例倍难，以非一表所能办也。今为子辈畅发其义。夫天包地外，地处天中，以生、以长、以收、以藏，玄穹不尸其功，而功归后土。故土膏一动，百草莫不蕃茂；土气一收，万物莫不归根。仲景之言中土，但言收藏，而生长之义，在学人自会。设偏主收藏，则是地道有秋冬春夏，能化物而不能造物矣。治病之机亦然。平叔之病，举外邪而锢诸中土，则其土为火燔之焦土，而非膏沐之沃土矣。其土为灰砂打和之燥土，而非冲纯之柔土矣。焦土、燥土全无生气，而望其草木之生也，得乎？吾乘一息生机，大用苦寒，引北方之水以润泽其枯槁，连进十余剂，其舌始不向唇外吮咂，所谓水到渠成。乃更甘寒一二剂，此后绝不置力者，知日饮食入胃，散精于脾，如灵雨霡霂，日复一日，优渥沾足，无藉人工灌溉，而中土可复稼穑之恒耳。必识此意，乃知吾前此滥用苦寒，正以培生气也。生气回，而虚者实矣。夫岂不知其素虚，而反浚其生耶。（喻昌《寓意草·卷二》）

疟　病

陆六息先生体伟神健，气旺血充，从来无病。莅任以后，适值奇荒巨寇，忧劳百倍，因而病疟。食饮减少，肌肉消瘦，形体困倦，口中时时嗳气，其候一日轻、一日重，缠绵三月，大为所苦。察脉辨证，因知先生之疟，乃饥饱劳佚所感，受伤在阳明胃之一经。夫阳经受病，邪气浅而易愈，乃至为所苦者，缘不识病之所在，药与病邪不相值，反伤其正耳。诚知病邪专在胃，则胃为水谷之海，多气多血之区，一调其胃，而疟立止矣。故饮食减而大便转觉艰涩者，胃病而运化之机迟也；肌肉消瘦者，胃主肌肉也；形体困倦者，胃病而约束之机关不利也；口中时时嗳气者，胃中不和而显晦塞之象也。至于一日轻、一日重者，此人所不经见之证，病机之最当发明者，其候亦阳明胃经之候也。《内经·阳明脉解篇》有曰，阳明之病恶人与火。闻木声则惕然而惊。及《刺疟篇》又曰，阳明之证，喜见火，喜见日月光。何经文之自为悖谬耶？不知此正更实、更虚之妙义，而与日轻、日重之理相通者也。夫阳明得病之始，则邪气有余，故恶人、恶火、恶木音者，恶其助邪也。及其病久，则邪去而正亦虚，故喜火、喜日月光者，喜其助正也。若是则时日干支之衰旺。其与人身相关之故，可类推矣。盖甲丙戊庚壬者，天时之阳也；乙丁己辛癸者，天时之阴也。疟久食减，胃中之正已虚，而邪去未尽，是以值阳日助正，而邪不能胜则轻；值阴日助邪，而正不能胜则重也。夫人身之病，至于与天时相召，亦云亟矣。使当日稍知分经用药，何至延绵若是哉！迄今吃紧之处，全以培养中气为主。盖人虽一胃，而有三脘之分；上脘象天，清气居多；下脘象地，浊气居多；而其能升清降浊者，全赖中脘为之运用。一如天地定位，不可无人焉参赞之也。先生下脘之浊气，本当下传也，而传入肠中则艰。不当上升也，而升至胸中甚易者，无他，中脘素受饮食之伤，不能阻下脘浊气上乾清道耳。试观天地间，有时地气上而为云，必得天气下而为雨，则二气和而晴爽立至。若一味地气上升，天气不降，则太空窒塞而成阴曀之象。人之胃中，亦犹是也。清浊偶有相干，顷当自定，设有升无降则逼矣。故中脘之气旺，则水谷之清气上升于肺，而灌输百脉，水谷之浊气下达于大小肠，从便溺而消，胸中何窒塞之有哉？此所以培养中气为亟亟也。中气旺，则浊气不久停于下脘，而脐下丹田之真气，方能上下无碍，可以呼之于根，吸之于蒂，深深其息矣。所用六味地黄丸，凝滞不行之药，大为胃病所不宜，况于浊气上干，反以阴浊之属，扬波助流，尤无所取。今订理中汤一方，升清降浊为合法耳。

胡卣臣先生曰：说病机处，花雨缤纷，令观者得未曾有。（喻昌《寓意草·卷一》）

疼 痛

张令施乃弟伤寒坏证，两腰偻废，卧床彻夜痛叫，百治不效，求诊于余。其脉亦平顺无患，其痛则比前大减。余曰：病非死证，但恐成废人矣。此证之可以转移处，全在痛如刀刺，尚有邪正相争之象；若全然不痛，则邪正混为一家，相安于无事矣。今痛觉大减，实有可虑，宜速治之。病者曰：此身既废，命安从活，不如速死！余蹙额欲为救全，而无治法。谛思良久，谓热邪深入两腰，血脉久闭不能复出，只有攻散一法。而邪入既久，正气全虚，攻之必不应，乃以桃仁承气汤，多加肉桂、附子，二大剂与服，服后即能强起，再仿前意为丸，服至旬余全安。此非昔人之已试，乃一时之权宜也，然有自来矣。仲景于结胸证，有附子泻心汤一法，原是附子与大黄同用，但在上之证气多，故以此法泻心，然则在下之证血多，独不可仿其意，而合桃仁、肉桂以散腰间之血结乎！后江古生乃弟，伤寒两腰偻废痛楚，不劳思索，径用此法，二剂而愈。

胡卣臣先生曰：金针虽度，要解铸古熔今，始能措手。

（喻昌《寓意草·卷一》）

步履艰难

　　庚辰冬，于鼎翁公祖园中，识先生半面。窃见身体重着，履步艰难，面色滞晦，语言迟缓，以为有虚风卒中之候也。因为过虑，辛巳秋召诊问，细察脾脉，缓急不调，肺脉劲大，然肝木尚平，阳气尚旺，是八风之邪，未可易中。而筋脉掣痛，不能安寝者，大率风而加之以湿，交煽其虐所致。以斯知尚可引年而施治也，何也？风者肝之病，天之气也；湿者脾之病，地之气也。天气迅疾，故发之暴。益以地气之迂缓，反有所牵制而不能暴矣！然气别则病殊，而气交则病合，有不可不明辨者。病殊者，在天气则风为百病之长，其来微，则随相克为传次，必遍五脏而始烈；其来甚，则不繇传次而直中，唯体虚之人，患始不测焉。在地气则湿为下体之患。其来微，则足跗肿大，然得所胜亦旋消；其来甚，则害及皮肉筋脉以渐而上攻，亦唯阳虚之人，势始腾越焉！两者一本之天，一本之地。病各悬殊，治亦异法者也。病合者，天之气入于筋脉，地之气亦入于筋脉。时乎天气胜，则筋脉张而劲焉；时乎地气胜，则筋脉而缓焉。两者其源虽异，其流则同。交相蕴结，蔓而难图者也。先生房中之风，始虽不可知，然而所感则微也。至若湿之一字，既以醇酒浓味而酿之于内，又为炎蒸岚瘴而袭之于外，是以足患日炽，虽周身筋脉舒展，亦不自如。究竟不若足间昼夜掣痛，疮疡肿溃，浸淫无已也。夫春时之风也，夏时之湿与热也，秋时之燥也，三时之气，皆为先生一身之患者也。而一身之患，又唯一隅独当之，亦良苦矣！设内之风湿热燥不攘，足患其有宁宇乎？所可嘉者，惟冬月寒水司令，势稍末减，而医者不识此意，每投壮筋骨之药酒，以驱其湿，不知此乃治寒湿之法，惟冬月病增者方宜。岂以风湿、热湿，而倒行逆施，宁不重其困也！况乎先生肺脉劲大，三四日始一大便，虽冬月亦喜形寒饮冷，而不欲近火，何所见其为寒湿也哉！所以孙真人大小竹沥等方，风、湿、热、燥、寒五治之药俱备，笼统庞杂，后人全不知用，若识此义为去取，则神而明之之事矣。然则不辨症而用方者，几何而不误耶！

胡卤臣先生曰：辨症纵横无碍，剑光烨烨逼人。（喻昌《寓意草·卷三》）

真阳上脱

金道宾之诊，左尺脉和平，右尺脉如控弦、如贯索上冲甚锐。予为之骇曰：是病枝叶未有害，本实先拨，必得之醉而使内也。曰：诚有之，但已绝欲二年，服人参斤许，迄今诸无所苦，惟闭目转眄，则身非己有，恍若离魂者然，不识可治与否？予曰：可治。再四令疏方，未知方中之意，归语门人，因请立案。予曰：凡人佳冶当前，贾勇以明得意，又助之以麹蘖，五脏翻覆，宗筋纵弛，百脉动摇，以供一时之乐，不知难为继也。尝有未离女躯，顷刻告殒者矣。是病之有今日者，幸也。绝欲二年，此丈夫之行可收桑榆者，但不知能之不为乎？抑为之不能乎？不为者，一阳时生，斗柄尝运；不能者，相安于无事而已。夫人身之阴阳相抱而不脱，是以百年有常，故阳欲上脱，阴下吸之，不能脱也。阴欲下脱，阳上吸之，不能脱也。即病能非一，阴阳时有亢战，旋必两协其平。惟大醉大劳，乱其常度，二气乘之脱离，所争不必其多，即寸中脱出一分，此一分便孤而无偶，便营魄不能自主。治法要在寻其罅漏而缄固之。断鳌立极，炼石补天，非饰说也。若不识病所，而博搜以冀弋获，虽日服人参，徒竭重赀，究鲜实益。盖上脱者，妄见妄闻，有如神灵；下脱者，不见不闻，有如聋瞶。上脱者，身轻快而汗多淋漓；下脱者，身重着而肉多青紫。昔有新贵人，马上扬扬得意，未及回寓，一笑而逝者，此上脱也。又有人寝而遭魇，身如被杖，九窍出血者，此下脱也。其有上下一时俱脱者，此则暴而又暴，不多经见者。其有左右相畸而脱者，右从下，左从上，魂升魄降，同例也。但治分新久，药贵引用。新病者，阴阳相乖，补偏救敝，宜用其偏；久病者，阴阳渐入，扶元养正，宜用其平。若久病误以重药投之，转增其竭绝耳。引用之法：上脱者，用七分阳药，三分阴药而夜服，从阴以引其阳；下脱者，用七分阴药，三分阳药而昼服，从阳以引其阴。引之又引，阴阳忽不觉其相抱，虽登高临深无所恐，发表攻里无所伤矣。经云：阴平阳秘，精神乃治，正谓此也。善调者，使坎中之真阳上升，则周身之气如冬至一阳初生，便葭管飞灰，天地翕然从其阳；使离中之真阴下降，则周身之气如夏至一阴初生，便蘡蜩迭应，天地翕然从其阴。是身中原有大药，岂区区草木所能方其万一者耶？

胡卣臣先生曰：言脱微矣，言治脱更微。盖天地其犹橐龠，理固然也。（喻昌《寓意草·卷一》）

金道宾前案次年，始见而问治焉，今再伸治法。夫道宾之病，真阳上脱之病也。真阳者，父母构精时，一点真气结为露水小珠，而成胎之本也。故胎在母腹，先结两歧，即两肾也。肾为水脏，而真阳居于其中，在《易》坎中之阳为真阳，即此义也。真阳既以肾为窟宅，而潜伏水中，凝然不动，嘿与一身相管摄，是以足供百年之用。惟夫纵欲无度，肾水日竭，真阳之面目始露。夫阳者，亲上者也。至于露则魄汗淋漓，目中有光，面如渥丹，其飞扬屑越，孰从把握之哉？

所谓神魂飘荡,三年未有宁宇也。故每岁至冬而发,至春转剧。盖无以为冬水收藏之本,无以为春木发生之基。以故腰脊牵强,督脉缩而不舒,且眩掉动摇,有风之象,总由自伐其生生之根耳。夫生长化收藏之运,有一不称其职,便为不治之症。今奉藏者少,奉生者更少,为不治无疑矣。而仆断为可治者,以有法治之也。且再经寒暑,阴阳有渐入之机,而验之人事,三年间如处绝域,居围城,莫必旦夕之命。得于惩创者必深,夫是以知其可治也。初以煎剂治之,剂中兼用三法:一者以涩固脱,一者以重治怯,一者以补理虚。缘真阳散越于外,如求亡子,不得不多方图之,服之果获大效。于是为外迎之法以导之,更进而治其本焉。治本一法,实有鬼神不觑之机,未可以言语形容者,姑以格物之理明之。畜鱼千头者,必置介类于池中,不则其鱼乘雷雨而冉冉腾散。盖鱼虽潜物,而性乐于动,以介类沉重下伏之物,而引鱼之潜伏不动,同气相求,理通玄奥也。故治真阳之飞腾屑越,不以鼋鳖之类引之下伏,不能也。此义直与奠玄圭而告平成,施八索以维地脉,同符合撰。前案中所谓断鳌立极,早已言之矣。然此法不可渎也,渎则鱼乱于下矣。其次用半引半收之法,又其次用大封大固之法。封固之法,世虽无传,先贤多有解其旨者。观其命方之名,有云三才封髓丸者,有云金锁正元丹者,封锁真阳,不使外越,意自显然,先得我心之同矣。前江鼎翁公祖案中,盏中加油,则灯愈明;炉中复灰,则火不息之说,亦早已言之矣。诚使真阳复返其宅,而凝然与真阴相恋,然后清明在躬,百年尝保无患。然道宾之病,始于溺情,今虽小愈,倘无以大夺其情,势必为情所坏。惟是积精以自刚,积气以自卫,积神以自王,再加千日之把持,庶乎参天之干,非斧斤所能骤伤者。若以其时之久而难于忍耐也,彼立功异域,啮雪虏庭,白首始得生还者,夫独非人也欤哉！前案中以绝欲二年为丈夫行，可收桑榆者，亦早已言之矣。今以药石生之，更不得不以苦言继之。仆不自度量，辄以一苇障狂澜也，其能乎否耶？

胡卣臣先生曰：妙理微机，一经抽发，真有一弹而三日乐，一徽而终日悲者。（喻昌《寓意草·卷一》）

妇科医案

闭　经

杨季登二女，俱及笄将字。长女病经闭年余，发热食少，肌削多汗，而成痨怯。医见汗多，误为虚也，投以参、术，其血愈锢。余诊时见汗出如蒸笼气水，谓曰此症可疗处，全在有汗。盖经血内闭，止有从皮毛间透出一路，以汗亦血也。设无汗而血不流，则皮毛干槁而死矣。宜用极苦之药，以敛其血入内，而下通于冲脉，则热退经行，而汗自止，非补药所能效也，于是以龙荟丸日进三次。月余忽觉经血略至，汗热稍轻，姑减前丸，只日进一次。又一月，经血大至，淋漓五日，而诸病全瘳矣。（喻昌《寓意草·卷四》）

不孕症

一友继室夫人，身体肥盛。经候虽调，从未孕育。令仆定方而施转移化机之药，虽从古医书所未载，然可得言也。盖山之不可葬者五：童、断、过、石、独。纵有明师，无所施其劚裁。以故女之不可孕，如方书所志生禀之殊，非人工所能改移者，可不更论。若夫生禀不殊，但为形躯所累，而嗣孕终不乏者，古今来不知凡几。第夫妇之愚，天然凑合之妙，虽圣神有不能传者，所以方书缺焉未备耳！仆试言之：

地之体本重浓，然得天气以苞举之，则生机不息。若重阴沍寒之区，天日之光不显，则物生实罕。人之体中肌肉丰盛，乃血之荣旺，极为美事。但血旺易至气衰，久而弥觉其偏也。夫气与血，两相维附，何以偏衰偏旺耶？盖气为主，则血流；血为主，则气反不流。非真气之衰也，气不流有似于衰耳。所以一切补气之药，皆不可用；而耗气之药，反有可施。缘气得补则愈锢，不若耗之以助其流动之势，久而久之，血仍归其统握之中耳！湖阳公主，体肥受孕，然不能产也。进诸御医商之，得明者定一伤胎之方，服数十剂，而临产始得顺利，母子俱无灾害。盖肥满之躯，胎处其中，全无空隙，以故伤胎之药，止能耗其外之血肉，而不能耗其内之真元也。此用药之妙也。仆仿是意而制方，预为受胎之地，夫岂无术而杜撰乎！然而精诚之感，贯于金石，女之宜男者，先平其心，心和则气和，气和则易于流动充满也。其次在节食，仙府清肌，恒存辟谷。宫中细腰，得之忍饥。志壹动气，何事不成耶？而且为斋心积德，以神道之教，补药饵之不逮，有不天人叶应者乎！仆于合浦求珠，蓝田种玉之举，而乐道之。

　　胡卣臣先生曰：观此一论，不必问方，而已得其意之所存，破尽寻常窠臼矣。奇创奇创！（喻昌《寓意草·卷四》）

呕吐妊娠

　　李思萱室人有孕，冬日感寒，至春而发，初不觉也。连食鸡面鸡子，遂成夹食伤寒，一月才愈。又伤食物，吐泻交作，前后七十日，共反五次，遂成膈症，滴饮不入。延诊时，其脉上涌而乱，重按全无，呕哕连绵不绝，声细如虫鸣，久久方大呕一声。余曰：病者胃中全无水谷，已翻空向外，此不可救之症也。思萱必求良治，以免余憾。余筹画良久，因曰：万不得已，必多用人参。但才入胃中，即从肠出，有日费斗金，不勾西风一浪之譬，奈何？渠曰：尽在十两之内，尚可勉备。余曰：足矣！乃煎人参汤，调赤石脂末，以坠安其翻出之胃。病者气若稍回，少顷大便，气即脱去。凡三日服过人参五两，赤石脂末一斤，俱从大肠泻出。得食仍呕，但不呕药耳。因思必以药之渣滓，如栖粥之类与服，方可望其少停胃中，顷之传下，又可望其少停肠中。于是以人参、陈橘皮二味，煎如芥子大，和粟米同煎作粥，与服半盏，不呕，良久又与半盏。如是再三日，始得胃舍稍安。但大肠之空尚未填实，复以赤石脂末为丸，每用人参汤吞两许。如是再三日，大便亦稀。此三日参橘粥内，已加入陈仓米，每进一盏，日进十余次，人事遂大安矣。仍用四君子汤、丸调理，通共享人参九两，全愈。然此亦因其胎尚未堕，有一线生气可续，故为此法以续其生耳！不然者，用参虽多，安能回元气于无何有之乡哉！后生一子，小甚，缘母疾百日，失荫之故。（喻昌《寓意草·卷二》）

妊娠发热

　　叶氏妇亦伤寒将发，误食鸡面鸡子，大热喘胀。余怜其贫，乘病正传阳明胃经，日间为彼双表去邪，夜间即以酒大黄、元明粉连下三次，大便凡十六行，胎仍不动，次早即轻安。薄粥将养数日，全愈。此盖乘其一日骤病，元气大旺，尽驱宿物，以免缠绵也。设泥有孕，而用四物药和合下之，则滞药反为食积树党矣！

　　胡卣臣先生曰：前治神矣，后治复不减，盖前治明，后治良也。行所明以持危扶颠，藉有天幸者多矣。此嘉言所以昭述其事，亦曰不得已欤！？（喻昌《寓意草·卷二》）

伤寒表汗扰动阳气

　　吾尝治一孕妇，伤寒表汗过后，忽唤婢作伸冤之声，知其扰动阳气，急迫无奈，令进参汤，不可捷得，遂以白术三两，熬浓汁一碗与服，实时安妥，况人参之力百倍白术耶！（喻昌《寓意草·卷一》）

胎死腹中

　　顾季掖乃室，仲夏时孕已五月，偶尔下血。医以人参、阿胶勉固其胎。又经一月，身肿气胀，血逆上奔，结聚于会厌胸膈间，食饮才入，触之痛楚，转下甚艰，稍急即连粒呕出，全如噎症。更医数手，咸以为胎气上逼，脾虚作肿而成膈噎也。用人参之补，五味之收为治。延至白露节，计孕期已八月，而病造极中之极，呼吸将绝，始请余诊，毫不泄露病状。其脉尺部微涩难推，独肺部洪大无伦，其喘声如曳锯，其手臂青紫肿亮，如殴伤色。余骇曰：似此凶证，何不早商？季掖曰：昨闻黄咫旭乃室有孕而膈噎，得遇良治而愈，是以请救。但内子身肿气急，不识亦可疗否？余曰：此证吾视若悬鉴，不必明言，以滋惊恐。姑以善药一二剂投之，通其下闭上壅可也。季掖必求病名。余曰：上壅者，以肺脉之洪大，合于会厌之结塞，知其肺当生痈也；下闭者，以尺脉之微涩，合于肉色之青肿，知其胎已久坏也；善药者，泻白散加芩、桔之苦以开之，不用硝、黄等厉药也。服一大剂，腹即努痛，如欲产状。季掖曰：产乎？余曰：肺气开而下行，数时闭拒，恶秽得出可也，奚产之云！再进一剂，身肿稍退，上气稍平，下白污如脓者数斗，裹朽胎而出。旬余尚去白污，并无点血相间，可知胎朽腹中已近百日，荫胎之血和胎俱化为脓也。病者当时胸膈即开，连连进粥，神思清爽，然朽胎虽去，而秽气充斥周身，为青肿者未去也；胸厌虽宽，而肺气壅遏，为寒热咳嗽者未除也。余认真一以清肺为主，旬余果获全痊。

顾生升恒曰：先生议内子病，余甚骇为不然，及投剂如匙开钥，其言果难。朽物既去，忽大肿、大喘可畏，先生一以清肺药，批郤导窾，病邪旋即解散，不二旬体复康平，抑何神耶！内子全而老母不至尸饔，幼子不至啼饥，此身不至只影，浓德固难为报耳！因思谭医如先生，真为轩岐继后，世俗之知先生者，即谓之谤先生可也。然而百世之下，犹当有闻风与起者矣！（喻昌《寓意草·卷二》）

脏 躁

姜宜人得奇症，简《本草经疏》治交肠用五苓散之说，以为神秘。余见之，辨曰：交肠一症，大小二便易位而出，若交易然，古用五苓治之，专为通前阴而设也。若此症，闭在后阴，二便俱从前阴而出，拟之交肠，诚有似是实非者。况交肠乃暴病，骤然而气乱于中。此症乃久病以渐，而血枯于内，有毫厘千里之不同，安得拟之！原失疾之所始，始于忧思，结而伤脾。脾统血者也，脾伤则不能统摄，而错出下行，有若崩漏，实名脱营。脱营病宜大补急固，乃误认为崩漏，以凉血清火为治，则脱出转多。不思天癸已尽，潮汛已绝，万无是病。其年高气弱无血以实漏厄者，毫不念也。于是胞门子户之血，日渐消亡，势不得不借资，不仰给矣！借资于大肠，转将大肠之血，运输而渗入胞囊，久之大肠之血亦尽。而大肠之气附血而行者，孤而无主，为拳为块，奔疼涣散，与林木池鱼之殃祸同矣。又如救荒者，剥邻国为立尽之墟所罔顾矣！犹未也，仰给于胃脘，转将胃脘之血，吸引而渗入胞囊。久之胃脘之血亦尽，下脱之血始无源自止。夫胃脘之血，所以荣周身而灌百脉者，今乃暗归乌有，则苞稂失润，而黍离足忧。血尽而止，较之血存而脱，又倍远矣！故血尽然后气乱，气乱然后水谷舍故趋新，舍宽趋隘。江汉两渠，并归一路，身中为之大乱，势必大肠之故道复通，乃可拨乱返治，与五苓一方全无干涉。又况水谷由胃入肠，另有幽门泌别清浊，今以渗血之故，酿为谷道，是幽门辟为坦径矣。尚可用五苓再辟之乎！又况五苓之劫阴，为亡血家所深戒乎！今之见一病，辄有一药横于胸中，与夫执成方奉为灵秘者，大率皆误人者也。若宜人之病，余三指才下，便问曰，病中多哭泣否？婢媪曰：时时泣下，乃知脏躁者多泣，大肠方废而不用也，交肠云乎哉！今大肠之脉，累累而现于指，可虞之时，其来春枣叶生乎？枣叶生而言果验。

　　胡卣臣先生曰：此等症，他人不能道只字，似此河汉无极，而更精切不可移易，为难能矣！（喻昌《寓意草·卷二》）

儿科医案

神　昏

筠翁长郎病失血，岁二三发。其后所出渐多，咳嗽发热，食减肌削，屡至小康，不以为意。夏秋间偶发寒热如疟状，每夜达曙，微汗始解。嗣后寒热稍减，病转下利。医谓其虚也，进以参、术，胸膈迷闷，喉音窒塞，服茯苓、山药，预收红铅末，下黑血块数升，胸喉顿舒，而容亦转。筠翁神之，以为得竹破竹补之法也。加用桂、附二剂，于是下利一昼夜十数行，饮食难人，神识不清，病增沉剧。仆诊其脾脉大而空，肾脉小而乱，肺脉沉而伏。筠翁自谓知医，令仆疏方，并问此为何症？仆曰：此症患在亡阴，况所用峻热之药，如权臣悍帅，不至犯上，无等不已。行期在立冬后三日。以今计之。不过信宿，无以方为也。何以言之？经云：暴病非阳，久病非阴，则数年失血，其为阳盛阴虚无疑。况食减而血不生，渐至肌削而血日槁。虚者益虚，盛者益盛，势必阴火大炽，上炎而伤肺金，咳嗽生痰，清肃下行之令尽壅。繇是肾水无母气以生，不足以荫养百骸，柴栅瘦损。每申酉时洒淅恶寒，转而热至天明，微汗始退。正如夏日炎蒸，非雨不解。身中之象，明明有春夏无秋冬。用药方法，不亟使金寒水冷，以杀其势，一往不返矣！乃因下利误用参术补剂，不知肺热已极，止有从皮毛透出一路。今补而不宣，势必移于大肠，所谓肺移热于大肠，传为肠澼者是也。至用红铅末下黑血者，盖阳分之血，随清气行者，久已呕出。其阴分之血，随浊气行至胸中，为膜原所蔽，久瘀膈间者，得经水阴分下出之血，引之而走下窍，声应气求之妙也。久积顿宽，面色稍转，言笑稍适者，得其下之之力，非得其补之之力也。乃平日预蓄此药，必为方士所惑。见为真阳大药，遂放胆加用。桂、附燥热，以尽劫其阴，惜此时未得止之。今则两尺脉乱，火燔而泉竭。脾胃脉浮，下多阴亡，阳无所附，肺脉沉伏，金气缩敛不行。神识不清，而魄已先丧矣。昔医云：乱世溷浊，有同火化。夫以火济火，董曹乘权用事，汉数焉得不终耶！

　　胡卣臣先生曰：论症论药，俱从卓识中流出，大有关系之作。（喻昌《寓意草·卷四》）

　　卫庠沙无翼，门人王生之表兄也。得子甚迟，然纵啖生硬冷物，一夕吐食暴僵，不醒人事。医以惊风药治之，浑身壮热，面若装砆，眼吊唇掀，下利不计其数，满床皆污。至寓长跽请救。诊毕谓曰：此慢脾风候也。脾气素伤，更以金石药重伤，今已将绝，故显若干危症。本有法可救，但须七日方醒，恐信不笃而更医，无识反得诿罪生谤。王生坚请监督其家，且以代劳，且以壮胆。于是用乌蝎四君子汤，每日灌一大剂，每剂用人参一钱。渠家虽暗慌，然见面赤退而色转明润，便泻止而动轻活，似有欲言之意，亦自隐忍。至第六晚，忽觉手足不宁，揭去衣被，喜吞汤水，始极诋人参之害。王先生自张皇，竟不来寓告明，任其转请他医。才用牛黄少许，从前危症复出，面上一团死气，但大便不泻耳。重服理脾药，又五日方苏。

　　是役也，王生于袁仲卿一案若罔见，而平日提命，凡治阴病，得其转为阳病，则不药自愈；纵不愈，用阴分药一剂，或四物二连汤，或六味地黄汤以济其偏，则元不愈，亦若罔闻，姑为鸣鼓之攻，以明不屑之诲。

门人问曰：惊风一症，虽不见于古典，然相传几千百年，吾师虽辟其谬，顽钝辈尚不能无疑，请明辨之，以开聋瞶。答曰：此问亦不可少，吾为子辈大破其惑，因以破天下后世之惑。盖小儿初生，以及童幼，肌肉、筋骨、脏腑、血脉，俱未充长，阳则有余，阴则不足，不比七尺之躯，阴阳交盛也。惟阴不足，阳有余，故身内易至于生热，热盛则生痰、生风、生惊，亦所恒有。设当日直以四字立名，曰热痰风惊，则后人不炫。因四字不便立名，乃节去二字，以惊字领头，风字煞尾。后人不解，遂以为奇特之病，且谓此病有八候。以其头摇手劲也，而立抽掣之名；以其卒口噤，脚挛急也，而立目邪心乱搐搦之名；以其脊强背反也，而立角弓反张之名。相传既久，不知其妄造，遇见此等症出，无不以为奇特，而不知小儿之腠理未密，易于感冒风寒。风寒中人，必先中入太阳经。太阳之脉起于目内眦，上额交巅入脑，还出别下项，夹脊抵腰中，是以病则筋脉牵强。因筋脉牵强，生出抽掣搐搦、角弓反张，种种不通名目。而用金石药镇坠，外邪深入脏腑，千中千死，万中万死。间有体坚证轻得愈者，又诧为再造奇功。遂至各守囟门，虽日杀数儿，不自知其罪矣！百年之间，千里之远，出一二明哲，终不能一一尽剖疑关。如方书中有云，小儿八岁以前无伤寒。此等胡言，竟出自高明，偏足为惊风之说树帜。曾不思小儿不耐伤寒，初传太阳一经，早已身强多汗，筋脉牵动，人事昏沉，势已极于本经，汤药乱投，死亡接踵，何由见其传经解散耶？此所以误言小儿无伤寒也。不知小儿易于外感，易于发热，伤寒为独多，世所妄称为惊风者，即是也。小儿伤寒要在三日内即愈为贵，若待经尽方解，必不能耐矣。又刚痉无汗，柔痉有汗，小儿刚痉少，柔痉多。世医见其汗出不止，神昏不醒，往往以慢惊风为名，而用参、芪、术、附等药闭其腠理。热邪不得外越，亦为大害，但比金石药为差减耳。所以凡治小儿之热，但当彻其出表，不当固其入里也。仲景原有桂枝法，若舍而不用，从事东垣内伤为治，毫厘千里，最宜详细。又新产妇人，去血过多，阴虚阳盛，其感冒发热，原与小儿无别，医者相传，称为产后惊风，尤堪笑破口颊。要知吾辟惊风之说，非谓无惊病也。小儿气怯神弱，凡遇异形异声，骤然跌仆，皆生惊怖，其候面青粪青，多烦多哭。尝过于分别，不比热邪塞窍，神识昏迷，对面撞钟放铳，全然不闻者。细详勘验，自识惊风凿空之谬。子辈既游吾门，日引光明胜义，洗濯肺肠，忽然灵悟顿开，便与饮上池无二。若但于言下索解，则不能尽传者多矣。

门人又问曰：伤寒原有一表一里之法，今谓热邪当从表出，不当令其深入，则里药全在所摈矣，岂于古法有未合欤？答曰：此问亦不可少，古法甚明，但后人卤莽不悟耳。盖人身一个壳子包着，藏府在内，从壳子上论，即骨亦表；而从近壳子处论，即膀胱尾闾之间亦出表之路也。在外以皮毛为表之表，在内以大小孔道为里之表，总驱热邪从外出也。惟有五脏之间，精神魂魄意之所居，乃真谓之里，而不可令外邪深入耳。如盗至人家，近大门则驱从大门出，近后门则驱从后门出，正不使其深入而得窥寝室耳。若盗未至后门，必欲驱至，及已至后门，必欲驱从大门出，皆非自完之道也。试观心肺脾肝肾之内，并无血脉、皮毛、肌肉、筋骨也，而所主者，乃在外之血脉、皮毛、肌肉、筋骨，则安得以在外者即名为里耶？所以伤寒之邪入内，有传腑传脏之不同，而传腑复有浅深之不同。胃之腑外主肌肉，而近大门，故可施解肌之法，内通大小肠，而近后门，故间有可下之法；至胆之腑，则深藏肝叶，乃寝室之内，去前后门俱远，故汗、下两有不宜，但从和解而已。若传至三阴，则已舍大门而逼近寝室，设无他证牵制，惟有大开后门，极力攻之，使从大便出耳。今之治伤寒者，误以包脏腑之壳子分表里，故动辄乖错。诚知五脏深藏于壳内，而分主在外之血脉、皮毛、肌肉、筋骨也，胸中了然矣。

门人又问曰：获闻躯壳包乎五脏，奉之为主之诲，心地顿开。但尚有一疑不识，人身之头，奉何脏为主耶，答曰：为一身之元首，穿然居上，乃主脏而不奉藏者也。虽目通肝，耳通肾，鼻通肺，口通脾，舌通心，不过借之为户牖，不得而主之也。其所主之脏，则以头之外壳包藏脑髓，脑为髓之海，主统一身骨中之精髓，以故老人髓减即头倾视深也。《内经》原有九脏之说，五脏加脑髓、骨脉、胆、女子胞，神脏五，形脏四，共合为九，岂非脑之自为一脏之主耶？吾谓脑之中虽不藏神，而脑之上为天门，身中万神集会之所，泥丸一宫，所谓上八景也，惟致虚之极者，始能冥漠上通。子辈奈何妄问所主耶？凡伤寒显头痛之症者，用轻清药彻其邪从上出，所谓表也；用搐鼻药搐去脑中黄水，所谓里也。若热已平复，当虑热邪未尽，用下药时，大黄必须酒浸，藉药力以上达，所谓鸟巢高巅，射而取之之法也。今世治大头瘟一症，皆从身之躯壳分表里，不从头之躯壳分表里，是以死亡莫救。诚知脑之自为一脏，而颛力以攻之，思过半矣！

（喻昌《寓意草·卷一》）

袁仲卿乃郎入水捉彭蜞为戏，偶仆水中，家人救出，少顷大热呻吟。诸小儿医以镇惊清热合成丸、散与服，二日遂至昏迷不醒，胸高三寸，颈软，头往侧倒，气已垂绝，万无生理。再四求余往视。诊其脉，止存蛛丝，过指全无，以汤二茶匙滴入口中，微有吞意。谓之曰：吾从来不惧外症之重，但脉已无根，不可救矣。一赵姓医云：鼻如烟煤，肺气已绝，纵有神丹，不可复活。余曰：此儿受症何至此极，主人及客俱请稍远，待吾一人独坐静筹其故。良久，曰：得之矣！其父且惊且喜，医者愿闻其说：余曰：惊风一症，乃前人凿空妄谈，后之小儿受其害者，不知几千百亿兆，昔与余乡幼科争论，殊无证据，后见方中行先生《伤寒条辨》后附痉书一册，专言其事，始知昔贤先得我心，于道为不孤。如此症因惊而得，其实跌仆水中，感冷湿之气，为外感发热之病，其食物在胃中者，因而不化，当比夹食伤寒例，用五积散治之。医者不明，以金石寒冷药镇坠，外邪深入藏腑，神识因而不清，其食停胃中者，得寒凉而不运，所进之药皆在胃口之上，不能透入，转积转多，以致胸高而突，宜以理中药运转前药。倘得症减脉出，然后从伤寒门用药，尚有生理。医者曰：鼻如烟煤，肺气已绝，而用理中，得毋重其绝乎？余曰：所以独坐沉思者，正为此耳。盖烟煤不过大肠燥结之证，若果肺绝，当汗出大喘，保得身热无汗？又何得胸高而气不逼，且鼻准有微润耶？此余之所以望其有生也。于是煎理中汤一盏与服，灌入喉中，大爆一口，果然从前二日所受之药一齐俱出，胸突顿平，颈亦稍硬，但脉仍不出，人亦不苏。余曰：其事已验，即是转机，此为食尚未动，关窍堵塞之故。再灌前药些少，热已渐退，症复递减。乃从伤寒下例，以玄明粉一味化水，连灌三次，以开其大肠之燥结。是夜下黑粪甚多，次早忽言一声云：我要酒吃。此后尚不知人事，以生津药频灌，一日而苏。

　　胡卣臣先生曰：惊风一症，小儿生死大关，孰知其为外感耶？习幼科者能虚心领会此案，便可免乎狭谷，若骇为异说，则造孽无极矣。（喻昌《寓意草·卷一》）

神 呆

吾乡熊仲纾先生幼男去疾，髫龄患一奇症，食饮如常，但脉细神呆，气夺色夭。仲翁曰：此何病也？余曰：病名淹瞵，《左传》所谓近女室晦，即是此病。彼因近女，又遭室晦，故不可为。令郎受室晦之邪，而未近女，是可为也。即前方少加牛黄丸，服旬日而安，今壬午去疾，已举孝廉矣。

胡卣臣先生曰：辨症用药，通于神明，究莫测其涯涘！（喻昌《寓意草·卷四》）

痢 疾

叶茂卿幼男病痢，噤口发热十余日，呕哕连声不断。诊其关脉，上涌而无根，再诊其足脉，亦上涌而无根，谓其父曰：此非噤口痢之证，乃胃气将绝之证也。噤口痢者，虚热在胃，壅遏不宣，故觉其饱而不思食，治宜补虚、清热两法。此因苦寒之药所伤，不能容食，治惟有颛颛温补一法而已。于是以理中汤，连投二剂，不一时痢下十余行，遍地俱污。茂卿恐药不对证，求更方。余曰：吾意在先救胃气之绝，原不治痢。即治痢，人之大小肠，盘叠腹中甚远，虽神丹不能遽变其粪，今藉药力催之速下，正为美事，焉可疑？遂与前药，连服二日，人事大转，思食不哕，痢势亦减，四日后止便糟粕，以补中益气汤调理，旬日全安。此可见小儿之痢，纵啖伤胃者多，内有积热者少，尤不宜轻用痢疾门中通套治法也。（喻昌《寓意草·卷二》）

小肠突出脐外

叶茂卿乃郎，出痘未大成浆，其壳甚薄，两月后尚有着肉不脱者。一夕腹痛，大叫而绝。余取梨汁入温汤灌之，少苏。顷复痛绝，灌之复苏。遂以黄芩二两煎汤，和梨汁与服，痛止。令制膏子药频服，不听。其后忽肚大无伦，一夕痛叫，小肠突出脐外五寸，交纽各二寸半，如竹节壶顶状，茎物绞折长八九寸，明亮如灯笼，外症从来不经闻见，余以知之素审，仍为治之。以黄芩、阿胶二味，日进十余剂，三日后始得小水，五日后水道清利，脐收肿缩而愈。门人骇而问曰：此等治法，顽钝一毫莫解。乞明示用药大意。答曰：夫人一身之气，全关于肺。肺清则气行，肺浊则气壅。肺主皮毛，痘不成浆，肺热而津不行也。壳着于肉，名曰甲错。甲错者多生肺痈。痈者壅也，岂非肺气壅而然与？腹痛叫绝者，壅之甚也。壅甚则并水道亦闭，是以其气横行于脐中，而小肠且为突出。至于外肾弛长，尤其剩事矣！吾以黄芩、阿胶清肺之热，润肺之燥，治其源也。气行而壅自通，源清斯流清矣。缘病已极中之极，惟单味多用，可以下行取效，故立方甚平，而奏功甚捷耳。试以格物之学，为子广之。凡禽畜之类，有肺者有尿，无肺者无尿。故水道不利而成肿满，以清肺为急。此义前人阐发不到，后之以五苓、五皮、八正等方治水者，总之未悟此旨。至于车水放塘，种种劫夺膀胱之剂，则杀人之事矣，可不辨之于蚤钦！（喻昌《寓意草·卷四》）

痘　疹

顾明公郎种痘，即请往看。其痘苗淡红磊落，中含水色，明润可爱，且颗粒稀疏，如晨星之丽天。门下医者，先已夸为状元痘。昌未知也。踌躇良久，明告曰：此痘热尚未退，头重颈软，神躁心烦，便泄青白，全自一团时气外感，兼带内虚，若用痘门通套药，必危之道也。明毫不动念。适值二尹请同挨户查赈饥民，出街亲董其事。余忙造其契戚家，谓曰：我观明公郎在家布痘，而精神全用于赈饥，虽仁人长者之事，然此等处，他人可代，乃自任不辞。明明言之，绝不回顾，此必有医者夸美献谀，而信之笃耳。不然岂有倒行逆施之理哉！此痘必得一二剂药，先退其外感，则痘不治自痊。若迟二三日，缓无及矣。相烦速往朝阳门内外追寻，直述鄙意。其戚闻言即往。余亦回寓修书投之。其辞激切，不避嫌疑。傍晚一仆携回书至，掷于几上，忿忿而去。余以为明之见责也。折视则云尊翁大人，必欲得方，始肯服药。余即定一方，并详论方中大意，令僮辈送。僮辈窃谓余之不智也。一日三四次奔走大人之门，是自忘其耻辱矣。吁嗟！余岂不自爱，但当群小蒙蔽时，倘得一拨立转，所全颇钜。于是亲送其方至门，则内户已扃，阍人收之，次早送进。余暗地独行，往返六里，以图心安。次日再托其戚，促之进药，则云既是状元痘，何必服药耶！此后即欲一造其庭，末繇矣！吁嗟！朝廷之上，任者议者，不妨互用。使余得与其侧，此儿即不服药，亦必无死法。盖感症在身，而以鱼鸡笋发痘之物杂投，误上加误，适所以促其亡耳。才至六日而坏，正应感症坏期。若痘出既美，即有意外变症，亦在半月一月矣。越二日，三公郎即发热布痘，仍夹时气外感，仍用前医，仍六日而坏。旬日间两儿为一医所杀。明引为己辜，设局施药于城隍庙。余偶见之，蹙然曰：盛德之人，恐惧修省，皇天明神，岂无嘿庇。然赏善自应罚恶，而杀儿之医，宁无速夺其算耶！一夕此医暴亡，余深为悚惕。然尚有未畅者，左右之宵人，未尝显诛也。

胡卣臣先生曰：谗谄蔽明，邪曲害正，今古一辙，而幽愤所至，真足以动鬼神之吉凶。（喻昌《寓意草·卷四》）

外科医案

疮 疡

黄鸿轩手臂忽生痈疖，蔓肿无头，痛极莫耐。外科医者，咸谓热毒所致。揆之平素，淡泊明志，宁静居心，绝无生热致毒之因，究莫识其所起也。尊公我兼，谓昌善议病，盍舍樽俎而一代庖人乎！昌曰：吾议此症，请先为致贺，后乃言之。疮疡之起，莫不有因。外因者，天行不正之时毒也，起居传染之秽毒也；内因者，醇酒浓味之热毒也，郁怒横决之火毒也。治火毒与治诸毒，原自天渊。盖火与元气，势不两立，以寒凉折之，则元气转漓矣，鸿轩于四者总无其因，不问知为胎毒之余也。凡人禀受天地之气，有清浊之不同，惟纯粹以精之体，其福泽寿算，俱不可限量。然从父母媾精而有身，未免夹杂欲火于形骸，所赖者，惟在痘疮一举，暗将所藏欲火，运出躯外，复其粹精之恒体，如矿金相似，必经红炉锻炼，而渣滓与精莹，始分之为两。吾常以此法观出痘者之眸子，七八日后，眼开之时，黑白分明者，精金也；赤筋红膜包裹者，混金也。至于瞳人模糊，神光不现，则全非金矣。鸿轩幼时出痘太多，元气不能充灌，又为杂症所妨，脏腑中之火毒虽尽，而躯壳间之留滞犹存，所以痘痈之发，必于手足之委中、曲池者，则以零星小毒，无处可容，而潜避于呼吸难到之处耳。今之痈疖，正当委中之穴，其为痘毒

何疑！毒伏肘腋之下，原无所害，但粹精之体，微有夹杂，
是亦宝鉴之纤尘，白璧之微瑕也。日者太和元气，充满周身，
将十五年前之余滓，尽欲化为脓血而出。他人见之为毒，吾
蚤已卜其为兴者机矣。岂有畅于四肢，而不发于事业者哉！
治法外用马齿苋熬膏，攻之速破；内用保元汤，托之尽出。
仍以痘痈门药为治，即日自当痊愈，必不似疮毒之旷日持久。
但不识症，而以治疮毒寒凉泻火诸药投之，适以增楚贻患耳。
孰谓外科小恙，可无樽俎折冲之人耶！如法治之，溃出脓水
甚多，果不用生肌长肉而自愈。

　　胡卣臣先生曰：以慧心辨症，竟出恒理，而降衷所以不
齐，受衷所以相远之故，尽逗毫端。治火一法。矿金一喻，
验目一诀，种种指示，俱足令人心开神爽。（喻昌《寓意草·
卷四》）

　　钱叔翁太老先生，形体清瘦，平素多火少痰。迩年内蕴
之热，蒸湿为痰。辛巳夏秋间，湿热交胜时，忽患右足麻木，
冷如冰石。盖热极似寒，如暑月反雨冰雹之类。医者以其足
跗之冷也，不细察其为热极似寒，误以牛膝、木瓜、防己、
加皮、羌、独之属温之。甚且认为下元虚惫，误用附、桂、
河车之属补之，以火济火，以热益热。由是肿溃出脓水，浸
淫数月；踝骨以下，足背指踵，废而不用，总为误治而至此
极耳。其理甚明，无难于辨。若果寒痰下坠，不过坚凝不散
止耳。甚者不过痿痹不仁止耳。何至肿而且溃，黄水淋漓，
腐肉穿筋耶！太翁不知为医药所误，乃委咎于方隅神煞所致，
岂其然哉！此与伤寒坏症，热邪深入经络而为流注，无少异
也。所用参膏，但可颙理元气，而无清解湿热之药以佐之，
是以未显厥效。以元老之官，不可以理烦剧。设与竹沥同事，
人参固其经，竹沥通其络，则甘寒气味，相得益彰矣。徐太
掖先生服人参以治虚风，误佐以附子之热，迄今筋脉短缩，

不便行持，亦繇不识甘寒可通经络也。且太翁用参膏后，脾气亦既大旺，健运有加矣。此时倘能撙节饮食，俾脾中所生之阳气，得颛力以驱痰、驱热，则痰热不留行，而足患并可结局。乃日食而外加以夜食，虽脾气之旺，不为食所伤，然以参力所生之脾气，不用之运痰、运热，止用之以运食，诚可惜也！今者食入亦不易运，以助长而反得衰，乃至痰饮胶结于胸中，为饱为闷，为频咳而痰不应。总为脾失其健，不为胃行津液，而饮食反以生痰，渐渍充满肺窍，咳不易出，虽以治痰为急，然治痰之药，大率耗气动虚，恐痰未出，而风先入也。唯是确以甘寒之药，杜风消热，润燥补虚豁痰，乃为合法。至于辛热之药，断断不可再误矣。医者明明见此，辄用桂、附无算，想必因脓水易干，认为辛热之功，而极力以催之结局耳，可胜诛哉！

胡卣臣先生曰：湿热伤足，自上而下也；足寒伤心，自下而上也。自上下者，先清其上；自下上者，先温其下。观此而民病伤国，可知治先在民矣！（喻昌《寓意草·卷三》）

痔 疮

旧邻治父母张受先先生，久患穿肠痔漏，气血大为所耗。有荐吾乡黄先生善敷割者，先生神其术，一切内治之药，并取决焉。不肖昌雅重先生文章道德之身，居瀛海时，曾令门下往候脉息，私商善后之策，大意谓先生久困漏卮，一旦平成，精气内荣，自可百年无患。然新造之区，尚未坚固，则有浸淫之虞。脏气久虚，肠蓄易澼，则有转注之虞。清气久陷，既服甘温升举矣。然漏下已多，阴血暗耗，恐毗于阳。水谷易混，既用养脏浓肠矣。然润剂过多，脾气易溜，恐毗于阴。且漏孔原通精孔，精稍溢出，势必旁渗，则豢精当如

絫虎。浓味最足濡脾，味稍不节，势必走泄，则生阴无取伤
阴。盖人身脾气，每喜燥而恶湿。先生漏孔已完，败浊下行
者，无路可出，必转渗于脾，湿固倍之，是宜补脾之阳，勿
伤脾之阴，以复健运之常，而收和平之益云云。及至娄中，
应召往诊，指下轻取鼓动有力，重按若觉微细，是阳未见不
足，阴则大伤矣。先生每进补阴之药，则夜卧甚宁，肠澼亦
稀。以故疡医妄引槐角、地榆，以肠风下血之法治之，亦不
觉其误，其实漏病乃精窍之病。盖媾精时，气留则精止，气
动则精泄。大凡强力入房者，气每冲激而出，故精随之横决
四射，不尽繇孔道而注，精溢于精管之外，久久渐成漏管。
今漏管虽去，而肉中之空隙则存，填窍补隧，非此等药力所
能胜也。不肖姑不言其非，但于其方中去槐角、地榆等，而
加鹿角霜一味，所谓惟有斑龙顶上珠，能补玉堂关下缺者是
也。况群阴之药，最能润下，不有以砥之，则肠中之水，更
澼聚可虞耶！然此特微露一斑耳！疡医不解，已阻为不可用。
因思吾乡一治漏者，溃管生肌外，更有二神方。先以丸药半
斤，服之令人阳道骤痿，俟管中肉满，管外致密。后以丸药
半斤，服之，令人阳道复兴。虽宜于少，未必宜于老，然用
意亦大奇矣。不肖才欲填满窍隧，而黄生阻之，岂未闻此人
此法乎！

　　胡卣臣先生曰：漏管果通精窍，敷治易而填补难，案中
所说，确乎有见。（喻昌《寓意草·卷三》）

疝气

　　胡卣臣先生曰：家大人德全道备，生平无病，年六十，
以冬月触寒，乃有疝疾，今更十年，每当病发，呕吐畏寒，
发后即康好如旧。今遇嘉言救济，病且渐除，日安一日，家

大人乐未央，皆先生赐矣！（喻昌《寓意草·卷三》）

养太老先生，精神内守，百凡悉处谦退，年登古稀，面貌若童子。盖得于天全，而不受人损也。从来但苦脾气不旺，食饮浓自撙节。迩年少腹有疝，形如鸡卵，数发以后，其形渐大而长，从少腹坠入睾囊甚易，返位甚难。下体稍受微寒则发，发时必俟块中冷气渐转暖热，始得软溜而缩入，不然则鼓张于隘口不能入也。近来其块益大，发时如卧酒瓶于胯上，半在少腹，半在睾囊，其势坚紧如石，其气进入前后腰脐各道筋中，同时俱胀。繇是上攻入胃，大呕大吐；繇是上攻巅顶，战栗畏寒，安危止关呼吸。去冬偶见暴发光景，知为地气上攻，亟以大剂参、附、姜、桂投之，一剂而愈。以后但遇举发，悉用桂、附速效。今五月末旬，值昌他往，其症连日为累，服十全大补汤二十余剂，其效甚迟。然疑症重，不疑药轻也。值年家俞老先生督饷浙中，遥议此症，亦谓十全大补用到百剂自效，乃决意服。至仲秋，其症复发，发时昌仍用姜、桂、参、附取效。令郎谏议卣翁老先生，两疑而莫所从也。昌请深言其理焉。夫人阳不足则用四君，阴不足则用四物，阴阳两不足，则合四君、四物，而加味为十全大补，此中正和平之道也。若夫浊阴之气，结聚少腹，而成有形，则阴盛极矣，安得以阴虚之法治之，助邪而滋疾乎！何以言之？妇女有娠者之病伤寒，不得已而用麻、桂、硝、黄等伤胎之药，但加入四物，则厉药即不能入胞而伤胎。岂欲除块中之邪，反可用四物护之乎？此一征也。凡生瘕痞块者，驯至身羸血枯，百计除之不减，一用四物，则其势立增。夫四物不能生血活血，而徒以增患，此又一征也。人身之血脉，全赖饮食为充长。四物之滞脾，原非男子所贵。既以浊阴极盛，时至横引阴筋，直冲阳络，则地气之上陵者，大有可虑，何得以半阴半阳之药，蔓而图之？四物之不当用，无疑矣。

即四君亦元老之官，不可以理繁治剧，必加以姜、桂、附子之猛，始克胜病，何也？阴邪为害，不发则已，其发必暴。试观天气下降则清明，地气上升则晦塞，而人身大略可睹。然人但见地气之静，而未见地气之动也。方书但言阴气之衰，而未言阴邪之盛也。医者每遇直中阴经之病，尚不知所措手，况杂症乎！请纵谭天地之道以明之。天地之道，《元会运世》一书，论之精矣。至于戌亥所以混茫之理，则置之不讲，以为其时天与地混而为一，无可讲耳。殊不知天不混于地，而地则混于天也。盖地气小动，尚有山崩川沸，陵迁谷变之应。况于地气大动，其雷炮迅击之威，百千万亿，遍震虚空，横冲逆撞，以上加于天，宁不至混天为一耶！必至子而天开，地气稍下，而高覆之体始露也。必至丑而地辟，地气始返于地，而太空之体始廓也。其时人物尚不能生者，则以地气自天而下，未至净尽，其青黄红紫赤白碧之九气而外，更有诸多悍疾之气，从空注下者，动辄绵亘千百丈，如木石之直坠，如箭弩之横流，人物非不萌生其中，但为诸多暴气所摧残，而不能长育耳。必至寅而驳劣之气，悉返冲和，然后人物得遂其生，以渐趋于繁衍耳。阴气之惨酷暴烈，一至于此，千古无人论及，何从知之耶！大藏经中，佛说世界成毁至详，而无此等论说者，盖其已包括于地水火风之内，不必更言也。夫地水火风，有一而非阴邪也哉！群阴之邪，酿成劫运，昌之所谓地气之混于天者，非臆说矣。堪舆家尚知趋天干之吉，而避地支之凶，奈何医之为道，遇地气上奔之症，曾不思避其凶祸耶！汉代张仲景，特着《卒病论》十六卷，禄山兵火以后，遂湮没不传，后人无繇获见。昌因悟明地气混天之理，凡见阴邪上冲，孤阳扰乱之症，陡进纯阳之药，急驱阴气，呱呱有声，从大孔而出，以辟乾坤而揭日月，功效亦既彰彰。如太翁之症，屡用姜、附奏绩者，毋谓一时之权宜，实乃万世经常之法也。但悍烈之性，似非居恒所宜服，即举发时服之，未免有口干舌苦之过，其不敢轻用者，孰不知之？而不如不得不用也。即如兵者毒天下之物，而善用之，则民从，不善用之，则民叛。今讨寇之师，监而又监，制而又制，强悍之气，化为软庚，不得不与寇为和同。至于所过之地，抢劫一空，荆棘生而凶年兆，尽驱良民而为寇矣。庙堂之上，罢兵不能，用兵无策，大略类然。昌请与医药之法，互相筹酌。夫坚块远在少腹，漫无平期，而毒药从喉入胃，从胃入肠，始得下究，旧病未除，新病必起矣。于此而用治法，先以姜、附、肉桂为小丸，曝令干坚。然后以参、术浓为外廓，俾喉胃间知有参、术，而不知有姜、桂、附子，递送达于积块之所，猛烈始露，庶几坚者削，而窠囊可尽空也。今监督之旄，充满行间，壮士金钱，饱他人腹，性命悬他人手，其不能辨寇固也。而其大病，在于兵护监督，不以监督护兵，所以迄无成功耳。诚令我兵四面与寇相当，而令监督于附近贼界，坚壁清野，与土着之民，习且耕且战之法，以浓为我兵之外廓，则不至于絷骐骥而缚孟贲。我兵可以贾勇而前，或击其首尾，或捣其中坚，或昼息夜奋，以乱其乌合，而廓清之功自致矣。况有监督以护之于外，诸凡外人之兵，不敢越伍而哗，庶几民不化为寇，而寇可返为民耶。山泽之癯，何知当世！然聊举医法之一端，若有可通者，因并及之。

　　卤臣先生问曰：外廓一说，于理甚长，何以古法不见用耶？答曰：古法用此者颇多，如用朱砂为衣者，取义南方赤色，入通于心，可以护送诸药而达于心也。如用青黛为衣者，取义东方青色，入通于肝，可以护送诸药而达于肝也。至于攻治恶疮之药，包入葱叶之中，更嚼葱浓罨而吞入，取其不伤喉膈，而直达疮所也。即煎剂亦有此法，如用大剂附、桂药煎好，再投生黄连二三分，一滚即取起，俟冷服之，则熟者内行下行，而生者上行外行，自非外廓之意耶！仲景治阴症伤寒，用整两附子煎熟，而入生猪胆汁几滴和之，可见圣神用药，悉有法度也。卣臣先生曰：善。（喻昌《寓意草·卷三》）

五官科医案

耳聋

　　王玉原昔年感证，治之不善，一身津液尽为邪热所烁，究竟十年，余热未尽去，右耳之窍尝闭，今夏复病感，缠绵五十多日，面足浮肿，卧寐不宁，耳间气往外触。盖新热与旧热相合，狼狈为患，是以难于去体。医者不察其绸缪胶结之情，治之茫不中窾，延至秋深，金寒水冷，病方自退。然浅者可退，深者莫由遽退也。面足浮肿者，肺金之气为热所壅，失其清肃下行之权也；卧寐不宁者，胃中之津液干枯，不能内荣其魂魄也；耳间大气撞出者，久闭之窍，气来不觉，今病体虚赢，中无阻隔，气逆上冲，始知之也。外病虽愈，而饮食药饵之内调者，尚居其半，特挈二事大意，为凡病感者，明善后之法焉。盖人当感后，身中之元气已虚，身中之邪热未净，于此而补虚，则热不可除；于此而清热，则虚不能任。即一半补虚，一半清热，终属模糊，不得要领。然舍补虚清热外，更无别法，当细辨之，补虚有二法：一补脾，一补胃。如疟痢后脾气衰弱，饮食不能运化，宜补其脾；如伤寒后胃中津液久耗，新者未生，宜补其胃，二者有霄壤之殊也。清热亦有二法：初病时之热为实热，宜用苦寒药清之，大病后之热为虚热，宜用甘寒药清之，二者亦霄壤之殊也。人身天真之气全在胃口，津液不足即是虚，生津液即是补虚，故以生津之药，合甘寒泻热之药，而治感后之虚热，如麦门冬、生地黄、牡丹皮、人参、梨汁、竹沥之属，皆为合法。仲景每用天水散以清虚热，正取滑石、甘草一甘一寒之义也。设误投参、芪、苓、术补脾之药为补，宁不并邪热而补之乎？至于饮食之补，但取其气，不取其味，如五谷之气以养之，五菜之气以充之，每食之间便觉津津汗透，将身中蕴蓄之邪热，以渐运出于毛孔，何其快哉！人皆不知此理，急于用肥甘之味以补之，目下虽精采健旺可喜，不思油腻阻滞经络，邪热不能外出，久久充养完固，愈无出期矣。前哲有鉴于此，宁食淡茹蔬，使体暂虚，而邪易出，乃为贵耳！前药中以浮肿属脾，用苓术为治；以不寐责心，用枣仁、茯神为治。总以补虚清热之旨未明，故详及之。

胡卣臣先生曰：伤寒后，饮食药饵二法，足开聋瞆。
（喻昌《寓意草·卷一》）

耳　鸣

人身有九窍。阳窍七，眼耳鼻口是也；阴窍二，前后二阴是也。阳气走上窍，而下入于阴位，则有溺泄腹鸣之候；阴气走下窍，而上入于阳位，则有窒塞耳鸣之候。故人当五十以外，肾气渐衰于下，每每从阳上逆。而肾之窍开于耳，耳之聪司于肾。肾主闭藏，不欲外泄。因肝木为子，疏泄母气而散于外，是以谋虑郁怒之火一动，阴气从之上逆，耳窍窒塞不清，故能听之近不碍，而听远不无少碍。高年之体，大率类然。较之聋病，一天一渊。聋病者，其窍中另有一膜，遮蔽外气，不得内入，故以开窍为主。而方书所用石菖蒲、麝香等药，及外填内攻等法者，皆为此而设。至于高年，阴气不自收摄，越出上窍之理，从无一人言及，反以治少壮耳聋药，及发表散气药，兼带阴虚为治，是以百无一效。不知阴气至上窍，亦隔一膜，不能越出窍外，止于窍中汩汩有声，如蛙鼓蚊锣，鼓吹不已。以故外入之声，为其内声所混，听之不清。若气稍不逆上，则听稍清；气全不逆上，则听全清矣。不肖悟明此理，凡治高年逆上之气，屡有奇效。方中大意，全以磁石为主，以其重能达下，性主下吸，又能制肝木之上吸故也。而用地黄、龟胶群阴之药辅之，更用五味子、山茱萸之酸以收之，令阴气自旺于本宫，不上触于阳窍，繇是空旷无碍。耳之于声，似谷之受响，万籁之音，尚可细聆，岂更与人声相拒，艰于远听耶！此实至理所在，但医术浅薄之辈，不能知之。试观人之收视而视愈明，返听而听愈聪者，然后知昌之斯言，非臆说也。谨论。

附答岵翁公祖书：

捧读祖台钧谕，耳中根原甚悉。且考究方书，揣察内景，即深于医旨者，不能道只字。不肖昌竦然于金玉之音，从兹倍加深入矣。庆幸庆幸！昨方论中，明知左耳有一膜遮蔽，姑置未论。但论右耳，所以时清时混之故，在于阴气上触耳。盖人两肾之窍，虽开于耳，而肾气上入耳际，亦为隔膜所蔽，不能越于耳外，止于耳根下，少则微鸣，多则大鸣，甚且将萦耳之筋，触之跳动，直似撞穿耳叶之象者，然实必不可出也。设阴气能出耳外，而走阳窍，则阴阳相混，非三才之理矣。故耳之用，妙在虚而能受也。外入之气，随大随小，至耳无碍。惟内触之气，口舌有声，所以外入之气，仅通其半。若郁怒之火动，内气转增，则外入之气转混，必内气渐走下窍，上窍复其虚而能受之体，然后清清朗朗，声入即通，无壅碍也。方书指为少阳胆、厥阴肝，二经热多所致，是说左耳分部。然少阳之气，能走上窍，其穴皆络于脑巅，无触筋冲耳之理，不当与厥阴混同立说。其通圣散一方，汗下兼用，乃治壮火之法。丹溪所取，亦无确见。惟滚痰丸一方，少壮用之，多有效者，则以大黄、黄芩、沉香之苦，最能下气，而礞石之重堕，大约与磁石之用相仿也。不肖昌所以不用此方者，以其大损脾胃，且耗胸中氤氲之气也。至于肾虚耳鸣，指作胱膀相火上升，则阳火必能透出上窍，不为鸣也！尤见丹溪无据之谭。《易》言水中有火，原说真火，故坎中之一点真阳，即真火也。年高之人，肾水已竭，真火易露，故肾中之气，易出难收。况有厥阴之子，为之挹取乎！然则壮水之主，以制阳光，如盏中添油，而灯焰自小，诚为良治。乃云作肾虚治不效者，知其泛论，世人不为老人立法也。夫收摄肾气，原为老人之先务，岂丹溪明哲而为此等议论乎！不肖昌昨方论中，欲返祖台右耳十余年之聪，以仰答帝鉴，慰藉苍生耳。非为左耳数十年之锢论也。草野不恭，统惟亮宥。谨复。

胡卣臣先生曰：耳鸣之故，从来无人说透，此案方大开法门。（喻昌《寓意草·卷三》）

喉中作干

旧宪治公祖江鼎寰先生，望七之龄，精神健旺，脉气坚实，声音洪亮，晋接不厌其繁，纷丝尚能兼理，不羡洛社耆英，行见熙朝元老矣。偶有胸膈弗爽，肺气不清，鼻多浊涕小恙。召诊日兼患齿痛，谨馈以天冬、熟地、石枣、丹皮、枸杞五味等，收摄肾气药四剂，入桂些少为引经，服之齿痛顿止，鼻气亦清。第因喉中作干，未肯多服。门下医者素逢主，见治标热，不治本虚，特为辨曰：祖翁所禀先天阳气甚浓，冬月尚仍早兴晚寝，饮蔗啖梨，是以服药多喜清畏补。然补有阴阳之不同，阳气虽旺于上，阴气未必旺于下。髭鬓则黑，步履则迟，其一征也；运臂则轻，举腰则重，其一征也；阳道易兴，精液难固，其一征也；胃能多受，肠弗久留，其一征也。下本不虚，下之精华，暗输于上，是以虚也；上本不实，清阳之分，为阴所凑，似乎实也。故阴凑于上而开窍于目，则为泪；开窍于鼻，则为涕；开窍于口，则为涎为唾。经云：五十始衰。谓阴气至是始衰也。阴气衰，故不能自主，而从阳上行，其屑越者，皆身中之至宝，向非收摄归元，将何底极？是以事亲养老诸方，皆以温补下元为务。诚有见于老少不同，治少年人惟恐有火，高年人惟恐无火。无火则运化艰而易衰，有火则精神健而难老，有火者老人性命之根，未可以水轻折也。昔贤治喉干，谓八味丸为圣药，譬之釜底加薪，则釜中津气上腾，理则然矣。可见下虚者，不但真阴虚，究竟真阳亦虚，何也？阳气以潜藏为贵，潜则弗亢，潜则可久，《易》道也，盏中加油，则灯愈明，炉中覆灰，则火不熄，与其孤阳上浮为热，曷若一并收归于下，则鼻中之浊涕不作，口中之清液常生，虽日进桂、附，尚不觉其为热，矧清利润下之剂，而反致疑乎，是为辨。

　　胡卣臣先生曰：吾乡诸老，享有遐龄者最多，鼎襄廉访年来绝欲忘机，怡情悦性，大药不藉草木之偏，上寿更无涯可测，此案第借为高年立法，理自不诬。（喻昌《寓意草·卷三》）

死亡医案

　　郭台尹年来似有劳怯意，胸腹不舒，治之罔效，茫不识病之所存也。闻仆治病，先议后药，姑请诊焉。见其精神言动，俱如平人，但面色痿黄，有蟹爪纹路，而得五虚脉应之。因窃疑而诘之曰：足下多怒乎？善忘乎？口燥乎？便秘乎？胸紧乎？胁胀乎？腹疼乎？渠曰：种种皆然，此何病也？余曰：外症尚未显，然内形已具，将来血蛊之候也。曰：何以知之？曰：合色与脉而知之也。夫血之充周于身也，荣华先见于面，今色黯不华，既无旧恙，又匪新疴，其所以憔悴不荣者何在？且壮盛之年而脉见细损，宜一损皮毛，二损肌肉，三损筋骨，不起于床矣。乃皮毛、肌肉、步履如故，其所以微弱不健者又何居？是敢直断为血蛊。腹虽未大，而腹大之情形已着，如瓜瓠然，其日趋于长也易易耳。明哲可不见机于早耶！曰：血蛊，乃妇人之病，男子亦有之乎？曰：男子病此者甚多，而东方沿海一带，比他处更多。医不识所繇来，漫用治气、治水之法尝试，夭枉不可胜计，总缘不究病情耳！所以然者，以东海擅鱼盐之饶。鱼者，甘美之味，多食使人热中；盐者，咸苦之味，其性偏于走血。血为阴象，初与热合不觉，其病日久月增，中焦冲和之气，亦渐积而化为热矣。气热则结，而血始不流矣。于是气居血中，血裹气外，一似妇女受孕者然，至弥月时，腹如抱瓮矣。但孕系于胞中，如熟果自落；虫蟠于腹内，如负赘难疗，又不可同语也。究而论之，岂但东方之水土致然！凡五方之因膏粱浓味，椒、姜、桂、糈成热中者，除痈疽、消渴等症不常见外，至胀满一症，人人无不有之。但微则旋胀旋消，甚则胀久不消而成虫耳。倘能见微知着，宁至相寻于覆辙耶！要知人之有身，执中央以运四旁者也。今中央反竭，四旁以奉其锢，尚有精华发见于色脉间乎？此所以脉细皮寒，少食多汗，尫羸之状不一而足也。余言当不谬，请自揆之。月余病成，竟不能用，半载而逝。

胡卣臣先生曰：议病开此一法门，后有作者，不可及矣。（喻昌《寓意草·卷二》）

岵翁公祖，深知医理，投剂咸中肯綮，所以长年久世。然苦耳鸣，不乐对客，其左右侍从，谁能究心医药之事！前病获安，竟以为人参之力，而卸祸者反得居功，谓其意原欲用参，但不敢专主。姑进不肖商榷，以示详慎耳！于是善后之宜，一以诿之。曾不顾夫一误再误也。吁嗟！善后之图遂，果易谋乎哉！前所论虚风一症，昌才用甘寒药一剂稍效，俄焉更医，误以伤寒为治，而致危殆。昌虽用旋覆代赭二剂回天，然前此虚风本症，尚无暇于驱除，而主家及医，其时方竞夸人参之力，谓调理更宜倍用，无俟参酌。曾不思虚风酝酿日深，他日再求良治，不能及矣！此际欲造庭力争，之谓生端，即上书陈说，又恐中格，惟有抚膺展转太息而已。吁嗟！时事之不可为，大都若此矣。然虽不得借箸前筹，未可不列眉而论也。《内经》云：风者善行而数变。言风之为病，无定体也。又曰：病成而变。此则专言胃风所传之病，变症最多也。变症有五：一曰风成为寒热，以风气通肝，则木盛而侮脾胃，故生寒热也。祖翁前病时，左关之脉独大，自云气反攻左，而每多寒热之候，致医辈视为外感者，是其征也。一曰厥成为巅疾。厥者逆也。谓胃气逆而上升，成巅顶之疾，如眩晕之类也。祖翁前病时，呃逆不休，时觉昏晕者，是其征也。一曰瘅成为消中。瘅者热也。热积胃中，善食而易饥，火之害也。祖翁胃中，素有积热，而多欲得食者，是其征也。一曰久风为飧泄。言胃中风炽，飧已即泄，不留停也。祖翁平素三四日始一大便，今尝无故泄下数行，是其征也。一曰脉风成为疠。言胃中之风，酝酿既久，则荣气腐而不清，肌肉之间，渐至溃烂，以胃主肌肉也。祖翁四末及脉道之间，惯生疮疡，浸淫为害者，是其征也。此五者，总为胃风之病。祖翁俱已见端，又喜飧羊肉、河豚以召致之，然亦不自觫也。盖风煽胃中，如转丸之捷，食入易消，不得不借资于浓味。而不知胃中元气，久从暗耗，设虚风止熄，即清薄之味，尚不易化，况于肥甘乎！今之医者，全不究病前病后消息，明明语以虚风之症，竟不知虚风为何物，奈何言医耶！奈何言调摄耶。昌于此殆不胜古今家国之感矣。

案虽定，而狂瞽之言，未便呈览。兼值昌有浙游，旋日，祖翁复得重恙。召诊时，语昌云：一病几危，今幸稍可，但彻夜撰改本章不辍，神乱奈何？昌对曰：胃风久炽，津液干槁，真火内燔，宜用知母一两，人参、甘草各一钱，日进二剂自安。众议方中用参太少，且无补药佐之，全无取义，竟置不用。连进参、术大剂，不效。越三日，剂中人参竟加一两，服后顷刻气高不返而仙逝。八旬元老，勋勒鼎彝，子姓森森，绕榻三匝，夫复何憾！独昌亲承朴之化，于报称之心，有所未慊也，哀哉！（喻昌《寓意草·卷三》）

黄曙修与乃翁起潜，春月同时病温，乃翁年老而势轻……往诊见老翁病尚未愈，头面甚红，谓曰：望八老翁，下元虚惫，阳浮于上，与在表之邪相合，所谓戴阳之证也。阳已戴于头面，不知者更行表散，则孤阳飞越，而危殆立至矣。此证从古至今，只有陶节庵立法甚妙，以人参、附子等药，收拾阳气归于下元，而加葱白透表，以散外邪，如法用之即愈，万不宜迟。渠家父子俱病，无人敢主，且骇为偏僻之说，旋即更医，投以表药，顷刻阳气升腾，肌肤粟起，又顷刻寒颤咬牙，浑身冻裂而逝。翁虽海滨一氓，留心管晏富国之略，而赍志以没也，良足悼矣！（喻昌《寓意草·卷一》）

筠枝先生，创业维艰，大率得之节啬者多。然七旬御女不辍，此先天元阳固密，非人力之所为也。若能良贾深藏，可以百年用之不竭，奈何以御女之故，而数扰其阳耶！夫阳者亲上而卫外，易出而难收者也。在根基浅露之躯，毫不敢肆情纵欲。幸而根深蒂固，不易动摇，乃以房中之术，自伐其根，而重加栽接，致大命危于顷刻。岂误以节啬之方，而倒施之御女乎！夏月阳气在外，阴气在内，此时调摄之法，全以扶阳抑阴为主。翁偶不快，于饮食起居如常，医者以壮年伤暑之药，香薷、黄柏、石膏、知母、滑石、车前、木通投之，即刻不支，卧于床褥。次早余见时，则身僵颈硬，舌强喉哑，无生理矣。余诊毕云：此症虽危，然因误药所致，甫隔一晚，尚可以药速追。急以大附子、干姜、人参、白术各五钱，甘草三钱，大剂煎服，可解此厄，万不宜迟。渠诸子不能决，余忙取药自煎。众议姑以前方煎四分之一，服之安贴，再煎未迟，只得从之。药成送进，适前医再至，遂入诊良久，阻药不用。余面辱其医，进房亲督灌药。寸香之久，翁大呕一声，醒而能言，但声雌而颤。呼诸子乳名，云适才见州官回。询其所由，开目视之不语。转问医者何人。曰江西喻。遂抬手一拱。又云：门缝有风来塞塞。余甚快，忙出煎所存三分之药以续进。维时姻族杂至，商以肩舆送余归寓。余断欲进药。众劝云：且暂回寓，或者明日再请，其意中必惧吾之面折医辈耳。及他医进药，哑瞆如前，越二日而逝。余为之叹惜不已焉！七旬御女不辍，斧斤于内，而假庸医以权，长子次子继夭；斧斤于外，而开姻族以疊，气机久动，尚自谓百年无患也。于人乎何尤！

胡卣臣先生曰：献玉而遭刖，认为顽石也。投珠而按剑，诒为不祥也。至剖石得玉，转灾为祥，尚然不识，则何见耶！医事固裂，亦所遇适穷耳。（喻昌《寓意草·卷三》）

李继江三二年来，尝苦咳嗽生痰，胸膈不宽。今夏秋间卧床不起，濒亡者再。其人以白手致素封，因无子自危，将家事分拨，安心服死。忽觉稍安，亦心死则身康之一征也。未几仍与家事，其病复作。然时作时止，疑为不死之病也。闻余善议病，托戚友领之就诊。见其两颐旁，有小小垒块数十高出，即已知其病之所在。因诘之曰：尔为何病？曰：咳嗽。曰：嗽中情状，试详述之。曰：内中之事，愚者不知，是以求明耳！余乃哂曰：尔寒暑饥渴，悉不自知耶！观尔脉盛筋强，必多好色，而喜任奔走，本病宜发痈疽，所以得免者，以未享膏粱之奉。且火才一动，便从精孔泄出耳。然虽不病痈，而病之所造，今更深矣。尔胸背肩髃巉岩如乱石插天，栉比如新笋出土，嵌空如蜂莲之房，芒锐如棘栗之刺，每当火动气升，痰壅紧逼之时，百苦交煎，求生不生，求死不死，比桁杨之罪人十倍过之，尚不自知耶！渠变容顿足而泣曰：果实如此，但吾说不出，亦无人说到耳。昔年背生痈疽，幸未至大害。然自疽愈，咳嗽至今，想因误治所成，亦未可知。余曰：不然。由尔好色作劳，气不归元，腾空而上，入于肝肺散叶空隙之间，膜原之内者，日续一日，久久渐成熟路，只俟肾气一动，千军万马，乘机一时奔辏，有入无出，如潮不返。海潮兼天涌至，倘后潮不熄，则前后古今冤于此病者，不知其几。但尔体坚堪耐，是以病至太甚，尚自无患，不然者久已打破昆仑关矣。尔宜归家休心息神，如同死去，俾火不妄动，则痰气不为助虐，而胸背之坚垒，始有隙可入。

吾急备药，为尔覆巢捣穴，可得痊也。渠骇然以为遇仙，托主僧请以五金购药，十金为酬而去。次日复思病未即死，且往乡征租，旬日襄事，购药未迟。至则因劳陡发，暴不可言，痰出如泉，声响如锯，面大舌胀，喉硬目突，二日而卒于乡，真所谓打破昆仑关也。其人遇而不遇，亦顾家罔顾身之炯戒矣。治法详阴病论。

胡卣臣先生曰：论病从外灼内，因流识源，精鉴全非影响。（喻昌《寓意草·卷四》）

门人问曰：崇明蒋中尊病伤寒，临危求肉汁淘饭半碗，食毕大叫一声而逝，此何故也？答曰：今人外感病兼内伤者多，用药全要分别：如七分外感，三分内伤，则治外感药中，宜用缓剂、小剂，及姜、枣和中为引，庶无大动正气汗血等累；若七分内伤，三分外感，则用药全以内伤为主，但加入透表药一味而热服，以助药势，则外感自散。盖以内伤之人，才有些微外感，即时发病，不似壮盛之人，必所感深重，其病乃发也。蒋中尊者，向曾见其满面油光，已知其精神外用，非永寿之人也。人惟欿然不足，方有余地，可以应世，可以当病。若夫神采外扬，中之所存，宁复有几耶？近闻其宦情与声色交浓，宵征海面，冒蜃烟蛟雾之气，尚犯比顽之戒，则其病纯是内伤。而外感不过受雾露之气耳。雾露之邪，其中人也，但入气分清道，原不传经，故非发表攻里所能驱，惟培元气、厚谷气，则邪不驱而自出。设以其头晕发热，认为太阳之证误表其汗，则内伤必转增，而危殆在所必致矣。且内伤之人，一饱一饥，蚤已生患，又误以为伤寒而绝其食。已虚益虚，致腹中馁惫，求救于食。食入大叫一声者，肠断而死也。此理甚明，如饥民仆地即死。气从中断，不相续也。又如膈病，展转不能得食，临危每多大叫而逝，以无外感之邪乱其神明，是以炯炯自知其绝也。果有外邪与正交争，其人未死前，先已昏惑不省矣，安得精明若是哉！子于望闻问切之先，早清其鉴可矣。

门人又问曰：每见人之神采外扬者，病发恒多汗而躁急，不识何药可以治之？答曰：上药在以神治神，盖神既外扬，必须内守，方可逆挽。老子所谓知其雄守其雌，知其白守其黑，真对证之药也。若夫草木之性，则取其气下达，而味沉浓者，用之恒使勿缺，仿灌园之例，频频预沃之以水，而防其枯竭可也。

门人又问曰：临危索饭之时，尚有药可救否？曰独参汤可以救之。（喻昌《寓意草·卷一》）

徐岳生躯盛气充，昔年因食指微伤见血，以冷水濯之，遂至血凝不散，肿溃出脓血数升，小筋脱出三节，指废不伸。迩来两足间，才至秋月，便觉畏冷，重绵蔽之，外扪仍热，内揣独觉其寒。近日从踵至膝后筋痛，不便远行。云间老医令服八味丸，深中其意。及仆诊，自云平素脉难摸索，乃肝肺二部，反见洪大，大为病进。况在冬月，木落金寒时，尤为不宜。方来之势，将有不可向迩者，八味丸之桂、附，未可轻服也，何也？筋者，肝之合也。附筋之血，既经食指之挹取，存留无几，不能荣养筋脉，加以忿怒，数动肝火，传热于筋，足跗之大筋，得热而短，是以牵强不便于行也。然肝之所主者惟肺，木性畏金，禀令拥载，若君主然。故必肺气先清，周身气乃下行。今肺脉大，则肺气又为心主所伤，壅窒不清，是以阳气不能下达而足寒也。然则所患虽微，已犯三逆，平素脉细，而今脉大，一逆也；肝脉大而热下传，二逆也；肺脉大而气上壅，三逆也。设误以桂、附治之，热者愈热，壅者愈壅，即日便成痿痹矣。此际用药，渊乎微乎，有寻常不能测识者！盖筋脉短劲，肝气内锢，须亟讲于金伐木荣之道。以金伐木，而木反荣，筋反舒，匪深通玄造者，其孰能知之？然非金气自壅，则木且奉令不暇，何敢内拒！惟金失其刚，转而为柔，是以木失其柔，转而为刚。故治此患，先以清金为第一义也。然清金又先以清胃为第一义。不清其胃，则饮酒焉，而热气输于肺矣；浓味焉，而浊气输于肺矣。药力几何，能胜清金之任哉！金不清，如大敌在前，主将懦弱，已不能望其成功，况舍清金，而更加以助火烁金，倒行逆施以为治耶，必不得之数矣！

翁见药石之言，漫无忌讳，反疑为张大其说，而莫之信，竟服八味丸。一月后，痿痹之情悉着，不幸所言果验。乃卧床一载，必不令仆一见。闻最后阳道尽缩，小水全无，乃肺金之气，先绝于上，所以致此。明明言之，而竟蹈之，奈何奈何！

胡卣臣先生曰：此治痿痹症之《妙法莲华经》也，不当作文本亵视。（喻昌《寓意草·卷三》）

赵我完孝廉次郎，秋月肺气不能下行，两足肿溃，而小水全无，脐中之痛，不可名状，以手揉左，则痛攻于右，揉右则痛攻于左。当脐揉熨，则满脐俱痛，叫喊不绝。利水之药，服数十剂不效。用敷脐法，及单服琥珀末至两许，亦不效。昌见时弥留已极，无可救药矣。伤哉！

胡卣臣先生曰：凡求同理者，必不求同俗。嘉言之韬光匿采，宁甘讪谤，曾不令人窥识者，无意求之而得，闻之而有不心折者耶！（喻昌《寓意草·卷四》）

仿寓意草

〔清〕李文荣　原著

陶　序

　　儒者读书明理，经史而外，并及《灵素》小道也，而至理寓焉。非实学不足以资考订，非虚心不足以阐精微。此中甘苦，身历者知之；此中功效，身受者知之。忆自乙酉秋，余病疟为医药所误，几莫能挽。蒙观察钱公恃荐润洲文士冠仙李君来，一经诊视，转逆为顺，调治痊可，如获再生，遂成契好。厥后冠仙从余游，无往不利。凡论诊治，靡不应验，有初诊惟恐冠仙言不治者，盖一言不治，则虽远就诸医，莫能救药。知冠仙于此真三折肱矣。且其为人，亦光明磊落。相知日久，公余之暇，辄与畅谈文字，穷究岐俞，从未闻一语道及私事，知其立品端，居心正，故肄业独精。窃叹钱公推荐之初，谓为近今罕觏，询不我欺也。兹见所著《仿寓意草》，信而有征，言近旨远，堪为有心人引伸触类之一助。爰叙其梗概，俾后来者略见一斑云云。

　　道光十五年岁次乙未八月既望友生云汀陶澍书于江节署

陆军序

　　临证而不读书，不可以为医。东坡有言，药虽出于医手，方多传于古人。故惟读书多乃能辨证，亦惟读书多乃能用方。彼之不用古方者，非弃古方也，直未一见古方耳。善用方者，且读无方之书，不执方以治病，而方自与古合。余持此论以治人久矣。余读京江李冠仙先生书，而叹其能读书以临证也。喻嘉言《寓意草》未议药先议病，先生本之以作此书，记其生平治验若干篇，人心追手摹，有可取信而又矜平躁释，绝不以盛气凌人，是其高出西昌之上者也。中翰汪君药阶自京江来，携以示余，属为序，校读数过，讹者正之。先生有子，盍即刊以行世，俾世人知临证者必多读书，而后能辨证用方以活人耶？余临证亦有心得，惜不获就正于先生。而昔在京江时，侧闻有李半仙者，度即是先生也。故乐为序而归之。

　　　　　光绪七年春二月元和陆懋修书于都门寓斋

李 叙

　　恩绶焉知医。自先世洁夫、根仙两公相继以医名，家藏《灵素》及镜经诸书，惜皆弃佚无存。然独剩时珍《纲目》残帙数十卷，每刺取其典人词章，辄见其中附铁瓮城西申先生方，怪其名字竟不传。意其为壶隐之流，必邃于医者，或亦我辈中人也。如眉老人精于文，暇读方书，间出其余技以济人，应手即活。嗣为陶文毅座宾，赏识尤有加，一时名噪遐迩。记恩绶童草时，曾见先叔秩音师假《仿寓意草》钞置案头，沫脈不已。又授以老人所著《含饴堂文》，读之俨然箴膏肓起废疾。予文遂稍进，而苦于《仿寓意草》之不敢向津。前岁客金陵，咏春丈寄视此编，读一过乃知医之理通于文。老人因病立方，绝不掉以轻心。而察脉之细，如讲《学》《庸》诸题；其识症之精，如论大题之能得主脑，而且不泥古方，不胶成见；又如文之行机参变，宜其取效之神如此。编中每叙某某症，详其来源颠末，批却导窾，癥结立剖，洒洒千百言，其笔力又足以副之。盖词藻缤纷，有足多者。信乎儒者之医，高出市上衒推，诚不可以道里计，较喻氏原编有过之无不及也。今咏春丈年亦八十，顾乎以传先世之著作，为事仁孝尤可嘉。两世皆享大年，知颐摄之功，必有薪传，申先生邈矣！吾愿获此编者，好学深思，心通其意，不但铁瓮城中民无夭札，行见传诸寰宇，咸乐游于仁寿之天也。

　　时光绪丁亥闰四月下盥四日宗再侄恩绶谨叙于都门宣武坊南之信天翁室

自　叙

　　方书汗牛充栋，鲜不称神效者，而用之往往不验，古人岂欺我哉？抑病情变幻无穷，药不执方也？若医案诸书，成效可睹，宜足启发后人。然如《薛氏医案》书盈二尺，择焉不精，语焉不详，一男子一妇人，真耶假耶，观者懵焉。至叶氏《临症指南》见书不多，文义浅薄，方求平妥，不言效验，是书不作可也。惟喻嘉言先生《寓意草》，力大思深，议论精辟，明效大验，彰彰可考。书虽二帙，正足以简练揣摩，益人神智。予心摹神追，自思二十年来亦颇有精心独造得古人法外法者，辛卯二月宫保云汀夫子留住节署，雨窗无事，随笔记录。虽所忘实多，而经过一番苦心者，尚历历可纪，已得若干篇，何年何月何病何效，大都其人具在，信而有征。嗣后倘有心得，仍当节录。盖虽无格致之功，尚有虚灵之性；虽无折肱之学，实有割股之心。喻氏有知，或不至挥之门墙外乎！爰题为《仿寓意草》云。

内科医案

感 冒

　　李青原兄，病伤寒头痛，项强背板，一身尽痛，甚恶寒而不甚发热，自服发散药无汗。予诊之，见其脉浮而弦，甚知其素来阴虚，不能作汗，以九味羌活汤去生地、黄芩，加当归八钱，一服得透汗而解。方本景岳归柴饮，景岳专用柴胡，只治少阳症，不能治太阳症，特变而通之。陶节庵九味羌活汤治江南伤寒最好，江南无正伤寒，不能用麻黄汤也。或议其黄芩、生地，不应见而用凉，然已见口渴欲饮，用之有效，否则不妨易之。予自治李青原后，每遇伤寒夹阴虚者，即以节庵景岳法参用，去芩、地，加当归，少则五钱，多至一两，无不得汗而解，三载以来取效不下数十人。然则斯法亦殆可传也。凡发散药，太阳经居多，阳明经则白芷、葛根、升麻三味，少阳经则柴胡一味。仲景小柴胡汤为少阳症而设也。疟症不离乎少阳，今人用小柴胡汤治疟症，未尝不可，乃景岳五柴胡饮及正柴胡饮，皆用柴胡，太阳伤寒恐不能散邪而反引入少阳也。至叶天士治疟症，则又戒用柴胡，更不可解。今吴人患疟不敢少用柴胡，以致缠绵日久，甚有死者，皆其遗祸也。景岳名家，叶氏亦医中翘楚，一则重柴胡如此，一则弃柴胡如彼，岂非偏之为害哉。（李文荣《仿寓意草·

卷下·李青原伤寒治效》)

寒　证

十余年后，李进之兄油行徽伙余姓行二年三十岁，六月出门讨账，抱恙而回。医者以为受暑，投以清凉，忽变周身寒冷，热饮嫌凉。诊其脉沉细若无，知其体本阳微，虽当夏令仍属感凉，以桂附理中汤用附子一钱，如弗服也加至二钱，如弗服也加至三钱，身寒稍减而热饮仍凉，直加至五钱乃日见有效，计服附子二斤许，症乃全愈。盖其家婺源皆服山涧之水，其性极寒，生斯地者体多偏寒，以寒体受寒凉服寒药，故一寒至此，医贵审时兼宜度地非易易也。然予之所以用重剂者，由先得叩朗山先生之教也。大凡脉沉多寒症，而亦有不尽然矣。（李文荣《仿寓意草·卷下·徽州余姓治效》）

温　病

镇江北门外蔡姓世出时医，今其子孙虽不及其祖父，而业此者甚多，友人戴半山，蔡氏婿也，一日诣予曰：有舍舅病重，请兄一诊。时予虽知医而并不行道，辞之曰：蔡家医生不知凡几，争代人家看病，岂自家病症不能治，而反需予不行医者乎！予断不去。半山曰：其症诸蔡皆看过，皆回不治，惟予叔岳欲以附子、肉桂扳之，不能决，请兄一决耳。予曰：设至其家而群相诧异奈何？半山曰：舍亲在我金珠店管事，现在惟我作主，不必过虑。随唤舆逼予同往，至其室审其症，乃时邪十一日矣。所服之方，大抵羌、防、柴、桂、枳实、查炭、厚朴、苍术、草果、炮姜之类，其症则燥热非常，人事昏沉，耳无闻，目无见，舌卷囊缩，死象已具。其脉弦劲疾数，不辨至数，惟按之尚未无根，病中从未大解。诊毕半山问曰：桂附可服否？予曰：桂附万无服理。然此人误已深，实属难治，姑请伊母出来商议。其母出见，予问曰：汝家看此人到底是死是活？其母曰：先生何出此言？予曰：汝家若以为未死，则予不敢多事，恐药不能救，归过于予，予何为来担此恶名哉！若汝家以为必死，则予尚觉有一线生路。其母曰：吾家诸医皆已回绝，先生若能施治，生死不忘。予乃曰：时邪热症治以辛凉，非比伤寒之症治以辛温，且伤寒下不厌迟，时邪下不厌早，三五日内热重便闭即当用下存阴，今时邪误服伤寒药，佐以温燥，意在推滞，不知愈燥愈结，火愈炽而真阴耗矣。真阴根于肝，肾开窍于耳，肝开窍于目，肾脉挟舌本，肝脉络阴器，今目瞶耳聋，舌卷囊缩，大热伤阴可知也。症本不治，而予谓有一线生路者，幸脉尚有根，非症重至此，药误实多，为今之计，仍非下之不可。然古人急下存阴，阴未伤也。今下已迟，阴已伤矣。宜用玉烛散法养其阴，以用下。于是用生地一两、当归五钱，加大黄三钱、芒硝二钱、甘草一钱，与服，夜下黑粪，次日热退，诸症皆退，仍进养阴清热。又次日往诊，半山出迎曰：舍亲又复发狂，奈何？予入诊，见其骂詈不避亲疏，果有狂象。予曰：无妨。仲景云下后发狂，再下则愈，一下未尽故也。仍以前方与服，明日往诊，据其家云，昨下更多，几半净桶，后继以血。予疑此方不应动血，及见原方，忽有人添桃仁三钱，予曰：此无怪乎有血矣。伤寒有蓄血症，其人如狂，下其血则愈。重则用抵当汤，轻则用桃仁承气汤，今下后发狂，并非如狂，何用桃仁动其血分，所幸脉静神安，症已无妨，惟养血药要多服数帖耳。后代立方，总以地黄、阿胶为主，

幸无复参议者，而其疾乃瘳。（李文荣《仿寓意草·卷上·蔡姓时医治效》）

发　热

田展初居荷花池巷，其比邻颜凤尧先生，丹阳名医，在此悬壶，医辄有效，诚老手也。其田姓之症，亦曾诊视，惟为群医所哗，未能独出手眼。嗣闻予治法，深为佩服，适其尊阃亦染时症，先生年将古稀，本有半身不遂之恙，恐诊脉不准，转延医诊，而医者不识其病，先生亦自不解，乃延予诊。时当盛夏，病为时邪，人事昏沉，壮热口渴，渴欲热饮，虽热嫌冷，家人以炭炉而烹百沸汤与服，独云不热。脉来洪数而滑，惟右寸见沉，实热症也，而见寒象，又非热极似寒，医之不解在此。予亦踌躇莫决，忽尔机来，因问主人，尊阃有甚旧恙否？主人曰：无。予曰：非必有大恙，或年高多痰否？主人曰：此诚有之，每日约吐三碗许，转觉爽快。问今病几日？曰：五日。病中吐痰否？曰：无。予曰：得之矣。主人问何以得之？予曰：时邪乃热症，诊亦热症，而寸口独沉者，肺气为痰所遏也。一日吐痰三碗，五日不吐，积痰当有几许？阻塞肺气，上下不通，内虽甚热，气不得上，口鼻吸入无非冷气，至喉而止，亦不得下，肺气通于喉，今为痰所阻，故肺以下则甚热，喉以上则甚冷。是非光用吐法提去其痰不可，虽然不易言也。沸汤下喉而不热，痰之胶固非常，肺之闭塞已甚，虽用瓜蒂散、栀豉汤等法，恐格格不入，不足以搜肺窍提肺气而鼓动其痰，是非仲景麻杏石甘汤不可。主人曰：麻黄乃夏令所忌，今值六月盛夏，患时邪非伤寒，麻黄尚可服乎？予笑曰：药不执方，相宜而用，古之训也。

今痰阻肺痹，非麻黄之大辛大热不能搜肺活痰，且是方也，有石膏之寒以制麻黄之热，有杏仁之降以济麻黄之升，有甘草之甘以缓麻黄之急，非同正伤寒之用麻黄汤，专取辛热表散也。主人曰：内人已花甲有余，设服之而大汗不止，得毋有亡阳之虑乎？予曰：药有监制，既已申明，且麻黄肺之药也，下喉必先达肺，肺气开提，痰涎必活，活则涌吐，药随痰出，麻黄之性轻浮，岂能入腹作大汗哉！况时邪亦须汗解，吐中有发散之意。石膏乃白虎汤之主药，《金匮》治中暑之药方，色白入肺，兼清阳明之热，兼散兼清，邪热从而得解，未可知也。主人曰：此首准得吐否？予曰：麻黄大力，入肺搜痰，痰结既开，势必上涌作吐，主人曰：理解明透，更无他疑，竟请立方。予方用麻黄八分、杏仁三钱、石膏五钱、甘草一钱，嘱其必服而去。次日未明即瘳，回忆昨日之论，自笑愚忠太过，然细思无误也。清晨不待请，即唤与往，探见其医室已开，急趋而入，主人出迎，予不及寒温，急问曰如何？主人笑应曰：其效如神。予心乃定，细问服药片刻，立即吐痰升许，不过微汗，外热已退，人事全清。予入内复诊，脉象不洪，按之仍数，不热饮而欲冷饮，舌赤无苔，知其大热伤阴。改用犀角地黄汤，一服热减，再服全愈。是症也，非细心切问，安能得门而入哉！夫望而知之谓之神，闻而知之谓之圣，问而知之谓之工，切而知之谓之巧，神圣工巧谓之四诊，缺一不可，吾见今之粗工假装时派，每至人家诊病，仅一搭脉，遂即开方，主人欲细告病情，则曰：我今日有数十家延请，岂能为一家耽搁。嗟乎！三部九候，全然不明，又不肯问，草菅人命，莫此为甚。虽庸医杀人不闻偿命，然冥冥之中，罪安可逃哉！予日懔之，兼望业此者共懔之。（李文荣《仿寓意草·卷上·颜凤尧内治效》）

田展初五兄，予至好也。嘉庆十四年，伊远馆吴门，其内染时邪之症，医者皆用伤寒药发散，升提太过，其热不减；又皆竟用寒凉，如黄芩、黄连、山栀、石膏之类，连进多剂，热仍不减，面转通红，头皮作痛，手不能近，近则痛甚，病势沉重，医替曰邪已传里，无法可治。又换某时医，于前药中加犀角、羚羊角，谓只此扳剂，再不应即不治。适其内兄李进之亦予至好，知予素解岐黄，邀予一诊，以决生死。予诊其脉上部浮大而空，两尺沉细欲绝，虽气微弱不欲言语，而心尚明了，并不昏迷，询其欲饮否？曰不欲。询其二便，大便少而稀溏，小便清白，少腹有痛意。予急曰：此戴阳症也。此素本阴亏不能潜阳，今时邪误作伤寒论治，温散太过，虚阳上浮，治宜引火归源。医者见其烦躁，不知其为龙雷上升侵犯清虚之府所致，反以为热邪传里，肆用寒凉，阳即欲回归路已阻；再用寒药，不独腹痛自利症必加重，而无根之阳将一汗而亡，奈何于是。竟用真武汤劝其速进，病者知用附子断不肯服，以为我烦热如此，如何还服此热药？伊兄劝以汝服凉药已多，而转火炎于上，兹方称引火归源，或当有效，今已危急，何不试之？劝之再三，勉进半剂。本已十日不寐，进药后不觉安睡两时许，始寐头皮不痛，面赤全退，腹痛亦止，心中不烦，乃复索药尽剂。次日延予复诊，其病若失。细询平日本有上红之恙，生育亦多，其阴本亏，故阴中之阳易动也。改用附子理阴煎服一剂，又专用理阴煎服三剂，后以八珍加减调理全愈，半月后展初自吴门归，向予申谢，且言幸伊不在家，其妻得生，否则必死。予问何故？展初曰：如此热象，群医皆用寒凉，而子独用大热，且子不悬壶，我岂能相信哉！予曰：然则足下亦不必谢予也，是有命焉，不可强而致也。（李文荣《仿寓意草·卷上·田展出内

治效》)

友人笪东洲，一日忽诣予曰：汝称善诊，今有一病汝能诊治，我乃拜服。予问何病，笪云：与我偕往，到彼自知。及至半途，忽告予曰：适与君戏言耳！病者为予堂兄豫川，病已不治，惟望兄诊定死期，代办后事耳。及至其家，问其病乃患瘅疟，单热不寒，已经两月，从未有汗，每日壮热六时许，形销骨立，实已危殆。诊其六脉弦数，全无和柔之意，而按尚有根。于知其素来好内，肝肾俱亏，加以大热伤阴，阴不化汗，邪无出路。医者不知，所用不过达原饮、清脾饮、小柴胡等方，如何得汗？予曰：症虽重而并未服对症之药，尚可为也。乃用景岳归柴饮，柴胡钱半、当归一两、甘草一钱，加大生地二两，令浓煎与服，服后进热米饮一碗，不过一帖，大汗而解。（李文荣《仿寓意草·卷上·笪豫川治效》）

真热假寒

嘉庆十八年予往常州，有朱某者小贩卖人也，忽得奇疾周身畏寒，医投以温剂不应，因投以热剂如桂附之类，而其寒愈甚。爰求予诊，其脉皆沉，按之至骨略见疾数，知其为同气相求症也。以犀角地黄汤与之，朱本贱业，以得予至为幸，见方即服，一服而寒减，三服而全愈。此等症候，身寒脉沉，未有不用热药者。不知其热在至深之地，一遇热药相引而入，并人身之卫阳亦随之而入，故外反憎寒也。朱姓幸服热剂不多，尚能挽救，若肆用热药，如郎山之治呼公及予之余姓，不过数剂，真阴内竭，肝风必动，不可治矣。孰谓切脉之可忽哉。（李文荣《仿寓意草·卷下·徽州余姓治效》）

暑　证

　　龚玉屏子椿官体本瘦弱，十六岁自在扬管店务当事亦太早，忽受暑而归，发热头眩，倦怠少气，心烦渴饮，天柱倾欹欲倒。予用人参白虎汤，其家以时症用参为疑，予曰：先天气弱，暑又伤气，脉象数而甚虚，非参不可，且必佳参，妆等不信，多请先生斟酌当可决疑。再三敦嘱而去。是时天气炎热，病症甚多，予至晚回家，则其叔守园坐等已久，予一见即问曰：尔侄服药何如。曰：尚未。问何以不服？曰：君教我多请先生斟酌，我连请七人矣。问伊等云何？曰：止钱觐扬先生欲改用党参，徐寿东先生以为君当不错，其余皆以为不可用参。内有焦医尤以为不可，曰时邪用参，如吃红矾，入腹必死。众言如此，不得不疑，而寒家素服君药，无有不效，又不敢服他人之药，特再候教。予曰：予只道此法平常，医者当无不解，今若此更何言。但令侄今日不服此药，明日即不救。子速回府，制药与服，倘有不测，予当偿命。送至门又嘱曰：予愿偿命，君或不肯，此方参一钱，银三十两，倘有不测，予当罚出。君纵不要，听凭散与穷苦，予决不食言。若不服至不救，其责在子。次日大早往视，已一药而愈矣。

　　嗟乎！医道之不明也，竟至于是耶。经云热伤气，又云壮火食气，盛夏酷热，烁石流金，未有不伤气分者，故治之必顾气分。孙真人生脉散、东垣清暑益气汤、丹溪十味香薷饮，皆人人共见之方，未有不用参者。至人参白虎汤，乃《金匮》中暍门专主之方，《金匮》乃医圣仲景之书，是不足法，更何法也。且夫椿官之症，乃中暑，非时邪也。时邪者，春当暖反凉，夏当热反寒，秋当凉反暖，冬当寒反温，为四时不正之气，感而病者谓之时邪。至风、寒、暑、湿、燥、火，此六气者应时而至，本天地之正气，人或不慎感之，而病直谓之中寒中暑而已，不得混谓时邪也。今椿官当暑，中暑而混指为时邪，症且不知，何竟谤予之用药哉！论椿官之虚弱，清暑益气可用，因其大渴欲饮，恐黄芪、二术过于温补而燥，故用人参白虎。予本细心斟酌，尚几为若辈所误。椿官幸免矣，而当世之冤魂何可胜数哉！喻西昌曰：医至今日，生民之厄运也。诚哉是言也。（李文荣《仿寓意草·卷上·龚玉屏子椿官治效并后不治之验》）

喘　证

包式斋……越二年又因伤风，某医仍肆意发散，致喘不能卧者三日，又请予治，曰此与前症无异，彼昏不知，子何毫无记性耶！曰：因伊在舍诊病，偶贪顺便，不意至此。予曰：无他，仍服前方（都气丸加胡桃肉三钱。编者注）可也。……而式斋则夜仍喘不能卧，惟下半夜稍平耳。余曰：异哉！何药之灵于当年而不灵于此日哉？细诊脉象，上部大下部小，实属肾气不纳，毫无他疑，静思良久，因问昨何时服药，曰：晚饭后。予曰：是矣。今可于晚饭前服药，当必有效。次日问之，则喘定气下，一夜安眠矣。伊问何故，曰：药本纳气归肾，饭后服药，为饭阻不能直达于肾，故上半夜全然无效，下半夜药性渐到，故稍平也。今于饭前服药，腹中空空，药力直达肾经，然后以饭压之，肾气岂有不纳者哉。嘱其多服数帖，后加十倍为丸常服。并嘱偶有外感，不可任医发散，其症乃不复发。盖尝览《石室秘录》，陈氏假托乩方，直至岐伯、雷公、华佗、仲景，古之圣神无不毕集，可谓怪诞。至其方药议论亦甚平平，而大其制，一药必数两，一方必一二斤，万难取法。惟其主意先分治法，则群书罕见，可称独得之奇。如教包式斋饭前服药，即内饿治法下治法也。是故医书汗牛充栋，而除《内经》《难经》、仲景《伤寒》《金匮》二书，无可疵议，其余则各有所偏，亦各有所得。惟在学者之知所取，而勿尚其偏而已。然则不读书固不可，而读书亦岂不贵善读哉！（李文荣《仿寓意草·卷上·包式斋治效》）

包式斋患尿血二年未痊，后觅予调治而愈。盖肾亏人也，偶然伤风，某医发散太过，转致喘不能卧者屡日，急乃延予，予曰：咳出于肺，喘出于肾，肺肾为子母之脏，过散伤肺，母不能荫子，则子来就母，而咳变为喘，肾虚人往往如此。今已肾气上冲，脉来上部大下部小，而犹以为风邪未尽，更加发散，无怪乎喘不能卧也。与以都气全方，加紫衣胡桃肉三钱，纳气归肾，一药而愈。（李文荣《仿寓意草·卷上·包式斋治效》）

张伟堂二兄，吾乡南张榜眼公嫡派先居城南塞上，太夫人患疟，服凉药太多，病剧。其戚严嘉植素信予荐诊，知其本体虚寒，始以温解，继以温补而愈。嗣迁居扬州十余载，不相往来，道光五年十二月十七日，忽接严嘉兄信，据云伟堂病已垂危，诸医朝至以为暮必死，暮至以为朝必死，既如此，何敢复以相累。但病者忽忆当日母病系兄挽救，思得一诊，虽死瞑目，务恳屈降，死生均感等语。因其言直谅不欺，二十日渡江下，昼到张府，即上楼诊视，见其痰涌气急，坐伏茶几，一人两手扶其头，不能俯仰，十余日不得一卧矣，人事昏沉，不能言语，诊其脉滑数而大，虽已空象，而尺部尚觉有根。遍阅诸方，自八月服起，皆作外感治，尽用发散消导，月余后想觉人虚，易而为补，总以人参为主。后想因痰多气阻，又改用化痰；又或疑外感，加用疏解。现在诸医皆云不治，无药可用。惟一朱医与伟堂至好，一日数至，以二陈汤作丸与服，见症愈坏，束手流泪而已。予乃曰：此肾气上冲症也。诸气以下行为顺，今肺不清降，肾反上冲，气降则痰降，气升则痰升，故痰涌气急，不能俯仰，且其脉象甚数，似杂湿热阴虚，湿热不化，亦随肾气而上冲，若能纳气归肾，气降痰降，湿热亦降，可以安卧，可以调理，症虽重无妨也。于是用六味为君，以都气法，原本六味，而六味地黄，古称为治痰之圣药，又称为下焦湿热之圣药，有三善焉，皆合乎此症，故特用之。大熟地八钱、山萸肉四钱、怀山药四钱、粉丹皮三钱、福泽泻三钱、云茯苓三钱，外加北沙参四钱、杏仁泥三钱，以润肺降气，胡桃肉三钱以助纳气，福橘皮一钱，取其顺气而不燥。开方后予往候九峰先生，因即止宿，次日复请，予至门严嘉翁迎出，服药如何？曰：差不多若有不豫色。然予心窃疑之，至厅坐定，予问曰：药吃坏耶，何吾兄之怏怏也？曰：药并未服，正以远劳吾兄，又不服兄药，故不快耳。予闻未服药，心转定。因问何不服药？曰：朱先生坚称熟地不可服故耳。伊家闻予至，又请上楼诊脉，太夫人曰：昨方因有熟地不敢服，今恳另定良方。予曰：熟地乃此症要药，吾方君药，舍此更有何法，日闻所请先生不少，朝称夕死，夕称朝死，无药可治，今服熟地不合，亦不过死，况予尚许君家不死耶。此症服熟地则生，不服则死，服与不服，悉听君家，予无他方。下楼予即欲行，严嘉兄曰：今已将午，不及到镇，饭后兄仍住九峰先生处，明早动身可也。予唯唯。嘉兄又曰：此地有好浴堂，陪兄去一浴何如？

予曰：甚好。正欲偕行，忽一人出告曰：老爷过矣，请严大太爷勿他往。嘉兄彷徨欲止，予笑曰：予诊脉未久，岂有死在顷刻而不知者耶？此不过痰厥，片时即苏，其尺脉根本尚在，保无虑也。转拉嘉翁出浴，浴罢而归，曰：醒久矣。时有伊戚邹翁亲闻予言，进告太夫人曰：伊言如此有准，其药尚不可服耶？半晌其倅出，问今日如服先生方，可肯在此住宿否？予曰：服吾方，吾敢在此，不服吾方，吾不敢在此也。又半晌其倅出，向曰：如服熟地不合，可有解药否？予笑曰：今日如此谨慎，何不慎之于当初耶？药中佐使已解在内，不必过虑。盖诳之也。然后其家始肯依方制药，而尚止服一半，服后气痰渐平，已觉能俯，乃又进一半，觉痰与气随药而降，并能仰矣。迁延太甚已二鼓，后复请予看脉，脉亦渐平。伟堂并能说话，谓予曰：药真如神，但尚不能平卧，君能令我一卧则快甚矣。予曰：惜君家不肯早服予药耳，昨肯服药，今日安眠矣。虽然，明日保君酣睡无虑也。次日依方再进，傍晚服药，旋即能卧，卧则熟寐，三更始寤。以后予用药无复敢赞一词，而予总本初方，略为加减，地黄则始终未减分毫，八剂后其症大痊。余乃辞归，次年复请调理，煎方膏方悉本原方，盖伟堂素嗜虾油，每食不撒，其湿热甚重，因热生痰，因痰致咳，所用辛散，既诛伐无过，所用人参亦助热锢痰，因咳致喘，肾气上冲，犹以二陈丸治痰，岂不去题千里乎？惟六味地黄三补可葆肾气，三泻兼治湿热，于伟堂最宜。况痰之本在肾，肾安痰亦自减也。伟堂从此与予交好，不啻骨肉，太夫人及合家见予亦如至亲，予每至扬必主其家，虽九峰先生处不许复往。伟堂尝谓予曰：吾命由君活，不敢一日忘也。盖极情重人也。予自诊病以来，无不死中求活，而人情每过辄忘，如伟堂者岂可多得哉。予尝谓伟堂曰：君经大病久病，所伤实多，不能徒恃药饵，我有八字赠君，君能守之，可以永年。曰：不动肝气，不劳心神。伟堂唯唯。至八年精神有复元之象，不意忽高兴办运，且办至一万数千之多，以数万之家资办二十万之业，必期获利，奈值汉阳滞消，其盐二载始轮，卖至十年，冬轮卖价又大跌，予尝曰：伟堂不可发病，发则不救。十二月初一，偶有微感，稍见痰咳，忽于初三日接汉信盐价亏至七折，其船又有淹消，一急而喘，遂不能卧。初四日急请予，适予在浒关，儿辈知我至好，飞信寄予，予初六日得信，即辞主人而行，初八日回镇，则初七日之讣音至矣。闻其三日内频呼冠仙救我，至死犹呼余不置。呜呼！其病当不治，然如此良友不得令我一握手一尽心，而竟溘然长逝，岂不痛哉！予初十日渡江往喧，抚棺一哭，泪出痛肠，遂挥泪书一联，悬诸灵右，曰：一药有缘五载中未尝忘我，千呼不至九泉下何以对君。（李文荣《仿寓意草·卷上·张伟堂治效》）

肺 痨

西门外打索街邹宅同裕旗老家也，有寡居八房次子吐红，请某医诊治不愈，转请王九峰先生诊视一次，亦未见效，转嘱请予。予见其子年将二十，生而肥白，病虽久并不消瘦，吐红不多已止，惟食入必吐多日，已纳谷食，神情疲惫，脉来不甚细数，而大小疏数不一。予细询其家曾有此症而死者否？则其父死于瘵，长子亦然，今及次子。本来在中堂开方，即病者所住房外，其家房屋甚多，予拉某医及其陪医者另至一厅，去病者住房甚远，因告之曰：此非寻常怯症，乃传尸痨也。某医年轻，初出诊病，不知何为传尸，告之曰：此症乃有痨虫，历代相传，由长及幼，可以灭门，其虫之灵，甚于二竖，男子由肾传心，心传肺，肺传肝，肝传脾，至传脾则修炼已成，其先尚容人进食，彼亦资其精气，至修炼成则不容人进食矣。今食入必吐，无法可治，奈何？某医问古人岂无治法乎？予曰：治法虽有大概无，惟仲景先师有獭肝丸一方最妙，予曾在扬治过一泰州人，果然有效，系加獭肝于老六味中，三料而愈。共用好獭肝三个，然其病未久，虫尚未成，故可得效。后遇此症甚多，虫或将成或已成，虽有獭肝，亦不能治，今症已传脾，不可为也。且獭肝一月生一叶，必至腊月十二叶变化始全，功用乃大现在初秋，其肝不过七叶，以变化未全之獭肝，治修炼已成之痨虫，有何益乎？论此症本无治法，果能纳谷不吐，尚有生机，今再四思维，止有鳗鱼汤一法。予见《东医宝鉴》载人家染传尸痨，相继死者，不一而足。后传一女，虑其复传，竟将此女抛弃水中，渔人网得，见其尚生，适值鳗鱼旺产，船上以鳗代饭，即以汤饮之，其女渐苏后，日以鳗为食，痨虫遂死，其女犹生，即为渔家妇。本草亦有载鳗鱼能杀痨虫者，今若觅鳗鱼一条，煎汤与吃，但不可说是鳗鱼，只说是脚鱼汤，用以滋阴，或可不吐。但得一日不吐，即日日以此汤饮之，连粥食亦可不吐矣。从此调理，可望杀虫活命。俟至冬间，再觅全獭肝，合丸与服，可以除根，但制虫之品万不可与病人知，即传尸二字亦不可与病人说，二竖子之利害，真可怕也。故今与诸君说话，必远隔病者，卧室少走风声，仙丹无用矣。其时某医漫听漫应，全然不解予言，其家依言，觅有小鳗一条，煎汤作脚鱼汤进，居然不吐，另有煎方亦不吐，明日如法仍不吐，且能进粥十数日来，药食与鳗鱼汤杂进，全然不吐，纳谷渐多，居然望好。予适欲赴苏，特嘱其家及某医药方不过敷衍病人，全靠鳗鱼，但不与病人知一言，须牢牢切记，不可视为闲话也。予赴苏一月，中秋始回，至家则邹姓日日着人请予，至其家则吐病已反几十日矣。问何以故？则九峰先生到镇，某医本扑名之徒，欲恭维先生，逼伊家请诊，伊家言李先生治已得效，又何必请九峰先生。某医以为李先生乃九峰后辈，今李先生有效，再请九峰参酌，其效不更速耶。邹姓乃听其代请某医，先将予传尸虫之论问九峰以有无，先生答以所论真确不诬尔，初学不知耳。某医又将鳗鱼汤治法告之，随同往邹宅，九峰腿足不便，须人扶持到房中，诊视后扶至中堂坐下，与卧室仅隔一板，而先生年老恍惚，略坐片刻，忽大声曰：此传尸症也，有虫之患必得大鳗鱼一条，用老僧尿壶同陈仓老米煨烂，合捣为丸，服尽则其病可愈。但不可与病人知，此虫极灵，人知则虫知，不肯受治矣。九峰本重听耳聋之人，言语声高，病人朗朗听见，九峰去后，伊家如法合药，急与病者服，到口即吐，再以鳗鱼汤与服，亦到口即吐，病者亦知非脚鱼矣。伊家尚向予求救。予曰：前法已是无中生有，幸而获效，闻一月以来大有起色，如能全好，岂不于难治之症得一妙法耶！不谓破此法者，转在九峰先生。然此皆某医多事之过，且无记性之过也。如记予言，将先生请之后厅，虽大声无害矣。今实无法，只得告辞。后闻诸医杂进，日见其坏，即于八月内死矣。病者尚有一弟，予嘱其速速过江，到同裕去躲避，不可见兄之死，盖尸虫之传人，往往即在人死之时也。今闻其弟尚未接此症，可谓幸矣。此症已得效，被人打破，而犹记之者，予思鳗鱼竟能治痨虫，只要于未成势时，尚少知觉，未具神通，日食鳗鱼，竟可治之，保人性命。所望人家，有此害者，早为防备耳。（李文荣《仿寓意草·卷下·邹姓传尸痨治已得效被人打破一症》）

不寐

道光九年正月翁又抱恙，医至二月半后，愈治愈重，自分不起，命小香至祖师殿求签以卜生死，仍得第十六签，翁曰莫非我尚可活，但苏医不能，九峰先生吾不能请。李冠仙与吾家世好，请当来。连夜放船至镇，予念交谊，闻信即行，于二十二日开船，二十三日辰刻到毗陵，屈指二十四日始能到关，不意忽遇大顺风，船行如驶，酉初已抵浒关，不及五个时辰行一百六十里，在河道实所未经，岂非神助。到即进诊，翁已弱不能言，止低声曰：六兄救我。诊其寸关皆沉闭若无，惟两尺虽小而数，按之有根。出见案上有十全大补方，候予是晚不至则服之。当有关医施朗山先生问予曰：此数人公订之方，不知可服否。予曰：年近古稀，气弱至此，十全大补，自应是理。但阅前方，人参、熟地所不少，并非不补，乃愈补愈坏，或者用补太早乎？翁素有痰患，今反无痰，而脉来上中二部皆沉闭，岂非痰因药补，胶固不活，阻塞气机乎？若尽由于虚则尺部亦应沉弱不见矣。故此方将来当可服，而现在则断不可服，恐痰更结而气更塞，竟至不治也。且其尺脉甚数，温补亦恐非所宜也。于是变化大半夏汤，用孩儿参三钱、半夏粉三钱、白蜜三钱、竹沥三钱、姜汁少许，千里长流水扬三百六十五遍，煎服。翁已十日不寐，服九峰先生旧方亦不寐，服予方后忽然安寐约两时许，寐即痰活，连吐数盂，心中畅快。请予复诊，则寸关皆起矣。方亦轻描淡写，而灵异如此，即予亦有所不解。三进原方，日见起色，见其脉总兼数象，渐加石斛、生地，十日即起床健饭，又去白蜜加陈仓法十日，饮食如常，精神清健，盖本火体，只宜清补，乃知前此皆参芪温补之误也。盘桓数日，予乃辞归，握别之际，翁谓予曰：兄似祖师意中人，何不皈依。予曰：惜身不能作道士。翁曰：何必道士，只在心耳。祖师以济世为心，兄亦操济世之术，以祖师之心为心即皈依矣。予曰：唯。长者之言，谨当书绅。然此正可见翁之为人不可及也已。（李文荣《仿寓意草·卷下·浒关黄拙安治效》）

浒关黄翁字拙安，豪杰士也。其少君小香与予有金兰之好，予往来浒关有微名，翁之推许居多。翁素奉吕祖师，临乩擅赐，名曰鹤真。嘉庆间曾患不寐三月，诸医罔效。在祖师殿求签，得第十六签，曰支体魁吾气禀丰，纵然疾病不为凶，君能再得轩岐术，寿到期颐未改容。翁思据此签词，苏医总不能治矣，急买舟至扬，就九峰先生诊治。先生用孩儿参三钱、夜交藤三钱、白芍二钱、甘草五分、灯心五十寸、鸡子黄二枚，每个点青盐三分，轻描淡写，颇似仙方，翁一服即酣寐。

谢蕉石先生江西人，原任开归道现扬州安定书院掌教，其人胆怯多疑。适虞运司有七情郁结之病而爱吃热药，扬医郑姓尽以桂附投之，镇江府学司训陈君更加石琉黄丸，以致脏腑烧烂，大便下血如烂鱼肠，犹不肯稍服养阴而死。蕉石先生素所交好，因此伤怀，转生疑惧，忽然间日不寐，不寐之日，夜固难过，而昼亦各病丛生，如头晕头痛，腰疼腿疼，心跳肉瞤，腹胀痛等症，或来或去，变幻无穷，惟得寐之日较为安静。扬医无能治之者，先生更加惶惧，延一张医字学林留住斋中，日夜医治，毫无效验，而病象更多，精神日减，隔江延予。即予初亦不解，不过育心宁心等药，亦无甚效。三日后予细想病情，审视脉象，不觉恍然大悟，盖其脉象三日以来大小疏数不能一致，有似邪脉，而察其神情并无外来邪祟，必三尸为之也。盖尝考之三尸，或称三彭，上尸彭琚住泥丸宫，中尸彭质住膻中，下尸彭矫住脐下丹田，三尸喜人为恶，不喜人为善，修炼家必斩三尸而后得道。然能斩之者何人，修炼反成疯魔，皆三尸为之也。至于人之运用，总在一心，夜寐则神静心藏，何反多梦，亦三尸为之也。人有隐瞒之事不肯告人，而梦中反自说出者，三尸喜揭人之恶也。夫心为君主之官，胆为中正之官，如果心正胆壮，三尸亦可安静。若心虚胆怯，疑惧环生，则三尸从中侮弄，病情愈出而愈奇，俗所谓疑心生暗鬼者实常有之，不必外来之鬼，大约即三尸耳。三尸谓之虫，又谓之神，极其灵异，虽守庚申者不能斩也。今蕉石先生心胆本虚，又生疑惧，故三尸得间之作祟。此非治三尸虫不可，但用药不与病人知，病人知之，则三尸虫知之，二竖之技量可畏也。于是与四少君细剖其理，嘱以开方，勿与尊人看阅，症始可治。少君有难色，谓家君不独阅方，且时本对草，焉肯不看方药？即另立药方，家君常常服药，稍有异味，要追究奈何？予思方不与阅不可，药全与知不可，好在先生有性命之忧，而十分信予，当可进言。因于进诊时谓之曰：大人此症调治良难，然能不究方药，则予煎方外另有丸方，可保一服即效。若大人必知何药，则药必不灵，予技已穷，只好告辞。先生因予言激烈，只得答应。予因另并丸方，皆杀三尸虫之药，加以宝贵镇邪宁心之品，是晚正值不寐之期，以二煎汤药下丸药三钱，居然一夜安眠，从此以后无夜不寐，精神如旧，二十日来并无反覆。予即告辞归里，蕉石先生云：病已痊好，不敢屈留，但早晚必得一人看脉才可放心，并愿送银一两在此过夜，当请何人？予对曰：府上本有张先生住此，何不仍请伊来。张医脉理颇好，时运未通，一两一宿，必然情愿，好在无须伊另用药也。于是将张学林请来，予告之曰：大人此症甚奇，予幸猜着，特荐先生来此，万勿更方，先生住此，大人全愈，即算先生看好，亦可得名，不与先生争功也。伊似甚感佩，再三问予究系何症，丸方何药，予如不告，恐其多心，因大略告之曰：此因疑生虫，不过用杀虫之品，加朱砂、琥珀以宁心育神耳。但治法药不与病人知，幸勿说破。次日予即辞归，乃七八日又专差过江说病已反，逼予到扬，予至谢府，先晤四少君，问病何故忽反？少君曰：此张先生之害也。家君本时访丸方为何药，总对以冠仙先生不知在何处合来，实在不知。乃张生来，家君再三盘问，伊即言略知一二，大抵朱砂、琥珀之类，家君即将予唤进大声呼斥，谓予明知不言，朱砂如何吃得，人家以毒药杀汝父，汝亦不吉耶。从此以后不吃丸药，仍间日不寐，诸病丛生。张先生无法可施，只得又来奉请。予闻之，亦着急之至，进见蕉石，即恳予曰：先生救我。予曰：予前本救大人，不敢毒杀大人也。病已愈二十日予始辞归，予之治法，本嘱大人不问药始有效，奈大人多疑，必访何药，张医不知医理，告知大人，因此不服丸药，除此之外，尚有何法耶？大人曰：吾今再吃丸药如何？予曰：再吃亦断无效也。是夜正当不寝，大人嘱煎药人加丸药三钱在内，临卧服之，依然不寐，次日难过异常，吃饭时忽请予进内，谓予曰：先生看我如何？时二月初春寒不减，大人重裘皆大毛也，乃忽皆脱去，止穿丝绵小袄，而大汗如雨，将小袄湿透胸膛坦开热气腾腾，据云近日每饭必然大汗，今日仅吃饭一口而汗即如此，直截不能吃饭，奈何先生务要救我。予想三尸虫因知昨晚药内有制他之药，故更幻出此象也。予因此转得灵机，因慰之曰：不必过急，容予思之。盖汗虽心之液，而饮食时多出于胃，蕉石性多偏好，其饮食非极热者不吃，其胃本有积热，三尸故得借此作祟，今借治胃热，暗加一治三尸之药，假设其词，使病人知其药而不知其用，三尸虽灵同二竖，亦不知所避也。少间谓之曰：大人不寐之症尚可缓治，而此大汗倒甚可畏，急须挽救，不然恐汗脱也。伊本心虚胆怯，闻此急求治汗。予曰：大人果然顾命，从此饮食不可过热，而胃中积热已多，必须重用芦根带凉带通，汗可渐少；但芦根必须常服，而其性颇凉，恐服之又生泄泻，必须更得一药可制芦根，不至泄泻。如二术健脾可制泄泻，而未免过燥，与芦根不合。再四思维，止有黄精一味，脾肾双补，可与芦根合用，不改其清凉之性，而又可不至泄泻也。蕉石即要本草来看，予即将本草赞黄精功用处指点与看，而内有杀三尸虫一语，伊本不留心，而予不等看完即令拿去。伊怕出汗，即令速买二味，芦根二两，黄精三钱，当晚与服，是晚吃饭亦即无汗，是日本当寐之期，夜固安静，明日当不寐之期仍服二味，汗既不出，夜得安眠，从此煎方，以二味为引，夜夜安眠，诸病皆无。予屡告归，伊家款留不放，直至一月后始得旋里。四少君问予前丸方何以无黄精？予告之曰：此用药之道也。此等怪症实不经见，予精思而得之，所用丸药十数味，多方以治之，以为当可有效，尚留一二，以为后图，设使竟用完了，后被张医说破，岂不束手无策耶！此道光十六年事也。越十五年，咸丰元年，又有戴六兄之症。

神　昏

半年余见玉屏面有滞色，语言不甚清楚，问之曰：连日食肉否？曰：不食。予心窃疑之，伊常住地藏庵僧学恭最善烹调，一日遇之，予问龚玉屏连日食肉否？僧笑曰：不食。

因其笑也，而坚问之，僧又笑曰：不食精肉矣！因责玉屏曰：
予何等相劝，子乃不信。且不食精肉，而食肥肉。奈何伊病
后肝火甚旺，回予之言甚属决绝，大约万不能不食肉，再病
不要予诊耳。予特开健脾清胃消食化痰丸方，劝之常服，亦
置不理。年复一年，语言日加謇滞，步履日见艰难，人事日
见昏愦，予虽常见，知其病非一朝一夕之故，已入膏肓，伊
不问予，于亦不敢多事。三年后忽一日痰涌气开闭，昏迷若
睡一日夜，遂不复醒矣。

　　予往唁，痛哭后，立制挽联曰：予交最久始为文字交继
为道义交终为性命交彼此皆推心相与，君事犹多上有老母事
中有弱弟事下有诸孤事如何竟撒手长辞。文虽鄙理，亦可见
吾两人之交情，而竟不能白首相依也，哀哉。（李文荣《仿
寓意草·卷上·龚玉屏治效并后不治之验》）

　　道光五年八月二十三日，予因宫保初服予方已有大效，
予心亦定。因城北张佑溪协台屡次延请未去，是日午后往候，
张公曾任镇江参府，本旧相识，见面倾谈，又代其夫人诊脉，
为时既久，往来遥远，至起更方到察院，到则巡捕堂官群相
问曰：先生来何迟？日间监试钱道台有条子来请先生进贡院
代内帘刘奉贤县隔帘诊脉，因先生不在辞去，傍晚又具禀刘
令病已垂危，求大人格外施恩，让刘令出场就死。大人勉准，
适已出场，大人意要请先生去一诊，或尚有救，连问数次矣。
予问究竟何如？众曰：适伊家人亦来求请，据云仆有一丝游
气，半日不知人事矣。予至上房，宫保曰：先生来耶，我今
日甚好。惟有内帘刘令，据监试禀称亦于初六日得病，今已
垂危，恳请让伊出场就死，因其并未阅卷，姑勉准之。因先
生高明，或能起死回生，亦大阴德，且吾亦同病相怜之意也。
对曰：闻其病实已不治，治之无益，徒损贱名。宫保曰：此

等病治之不效，岂复能归过于先生，惟念此人乃吾所取帘官房首，其文甚佳，功夫尚在，其房中当可多中几本好卷子，不意如此。然其文不似要死者，因命人将其文与予看，题乃举贤才，曰焉知贤才而举之。予看毕曰：此文果不似要死者。宫保问何以见得？对曰：其文清华，其气通畅，似有福泽之文，而又无发泄太尽之弊。且其书法端楷，到底不懈，未曾错落，其精神必素能完足，故论文字皆当不死。宫保曰：所论甚是。看文章面上请去一看何如？对曰：诺。时将二更且大雨，予乘舆冒雨至承恩寺曲折达僧舍，见旁空房一间，床架一张，堆草荐数条，床上靠一人即刘公也。油灯一盏，灯光如豆，阴冷之气逼人，呼其仆秉烛至，见其大汗如雨，面白如纸，二目直视，牙关紧闭，喉中痰涌，口角流涎，全不知人事矣。使仆探其下体，则囊缩遗尿。予曰：此死在顷刻，尚何治为。即欲辞去，适其群仆自贡院取行李回，互相拦住，且有跪者，皆曰先生去不得。予问何故，曰：主人素本寒士，幸得一官，尚未一载，今年四十一岁，尚未有子，一死实为可惨。先生乃抚宪请来高明，若不肯治，更有何人？况他医皆已回绝矣。今听凭先生要银多少，总要立方。予曰：行医计利，贱丈夫之所为，予岂为此不诊，奈此病情形实不可诊耳。伊等坚放阻不有泣下者。予忽转今其文不死，何其人之多死象耶？何闱中服药否？曰：天天服药。方在否？曰：全在。予索方细看，无非发散温燥，而热总不解，至十九日一方，麻黄钱半、羌活二钱、甘草五分、桂枝二钱，余想时邪十四日，忽服此方，其人即当死，何尚能活至今日，莫非与我竟有医缘乎？于是始为诊脉，细细推敲，脉来数大而空，俱欲离根，惟左尺尚有一线可按而得。予暗欢，此真读书人，惟知用功，不贪色欲，根本素能保守，虽经群药刀砍斧削，而命根犹有存焉者。于是用犀角地黄汤通心达肾，养阴化热，镑犀角三钱、大生地一两、大白芍三钱、粉丹皮三钱，又思所服温燥，一派伤阴，脉来甚数，阴不潜阳，当于养阴之中加介以潜阳法，非若大汗亡阳脉仅空大，当以参附回阳也，于是加左牡蛎一两、元武板五钱，外加橘红一钱、竹沥五钱、姜汁少许，以达其痰。谓其家人曰：既然服药，以速为贵，迟则不及。牙关紧闭以乌梅擦之必开，惟咽喉痰涌，药恐难下，此药得一半下腹即有转机，恐全不下而死，勿谤予也。回时已近三更，宫保犹等信未眠，真菩萨心肠也。细询一切，色然喜曰：如此尽心，或当有救。明早伊家人来告曰：主人已转过来矣。予往问如何服药？前三分皆不受，后得一匙下喉，七分皆顺流而下。予见人事渐清，向予点头，但语言謇滞耳。连进原方二剂，痰降能言，惟虽不大汗，而总未全止。知其表虚也。于主方外另仿玉屏风法，用黄芪皮五钱、防风一钱、五味子七分，一服而汗全止，嗣后方去犀角，加大麦冬三钱、高丽参一钱，减竹沥二钱，约十剂，改用黑归脾调理而痊。刘公名佳，字眉士，浙江江山县人也。先任奉贤，予曾一过访，嗣改调溧水，今已四载，音问未通，似乎于情较薄，不似宫保之卷卷不忘也。然闻其所至，爱民颂声载道，夫虽薄于我而厚于民，则亦不负予之救之也。（李文荣《仿寓意草·卷上·刘眉士治效》）

笑　证

　　包式斋……其内因夫病着急，忽得笑症，终日哑哑不止，亦求予诊。其左关寸皆数甚，予曰：脑中为臣使之官，喜乐出焉，此肝火犯心包络也。与犀角地黄汤加羚羊角，次日复

请予至，则笑病一药而痊。（李文荣《仿寓意草·卷上·包式斋治效》）

呆　病

余泰符在西湖布业，其子因夷乱后家道中落，心多抑郁，人事改常，曾经自缢，得救未死，嗣后虽不疯，而如痴已数年矣。道光三十年患目羞明起翳，医半载未痊，特诣天长眼科医治，多服发散，目患未愈，转生痰火，曾经半夜投河，救起后更痴呆，不言不语。兹于咸丰元年回里，就医非止一人，大抵清火化痰作疯病治，方以龙胆泻肝汤为主，而痴呆更甚，饮食减少，作呕作干，头痛少寐，目患亦丝毫不减。因来向余求诊，其脉滑数有之，而不甚有力，且疏密不一，询其大疯数年内不过二次，总要自戕，并不惹人，且必避人，现在全无疯象，惟有呆象，多服苦寒，不独伤胃，不思饮食，且胃不和则卧不安，每每夜不能寐，心何以宁，神何以育？予知此症乃阴分大亏，沾染邪祟所致。邪祟者，非必有鬼魅，或空房暗室久无人住，阴气甚重，集久成祟。遇气血亏虚之人，祟气即乘虚而入，使人如疯如魔，痴呆不语，病名淹殢。又即《左传》所谓晦淫惑疾也。盖左氏载医和之言有云：天有六气，曰阴阳风雨晦明，过则为灾。内有云：晦淫惑疾，淫者过也，晦太过则中人而成惑疾，有如邪祟。今此子乃中晦气，并无邪鬼依附，治之不难。然有鬼之疯，只要将鬼驱除，即无后患。此无鬼之魔，虽将祟气驱除，而气血两亏，调补不易。且脏腑久为祟气所据，神魂不能自主，加以本身三尸，再喜与外邪结党助虐。今外邪虽去，恐三彭尚不能安静，治愈后仍宜大补气血，使正气充足，邪不能干，即三尸

亦寂然不动，而后可能全愈也。于是以煎方养阴育神，另制
丸方镇以宝贵之品，通以灵异之品，使祟气逼处不安，而本
心之虚灵由渐而复。每日以煎药下丸药三钱，五六服后言笑
如常，寝食亦皆安适。其丸方与治戴六兄方大略相同，其药
一料，不过三两。予嘱以再合一料，兼服煎方峻补，以杜后
患。惜乃翁吝啬，竟不肯从，仅要一膏方而去。现在病已若
失，后来反复与否，非予所知也。（李文荣《仿寓意草·卷
下·余泰符子邪祟治效》）

癫　证

　　吾适陈四妹其长子乳名得儿，在泰兴南货店生理多年，
已二十余岁，忽一日自归，神情沮丧，郁郁不乐，吾妹问之
亦不言。数日后，忽成疯疾，不似厉登铭之杀人，惟欲自戕，
见绳欲勒，见刀欲刎，见碗欲敲碎自划，语言并不颠倒，人
事并不胡涂，惟言有女鬼在其腹中，教之寻死，不能不依。
其家日使两人持其手，否则即欲觅物自戕，数日予始知，往
视之，命人放其手，垂手不动，诊其脉乍疏乍数，而按之细
弱，知其阳气大虚，实有鬼物凭之。乃用参附理中加黄芪、
茯神、鬼箭羽、朱砂、龙齿、虎骨，并加雄黄少许，麝香少
许，大补阳气，兼辟其邪。用香药以透其出路，并告吾妹曰：
此冤魂也，可先请高僧施食，因服此药，当可愈也。予去后，
甥告吾妹曰：他人诊脉，鬼按脉不令诊，舅诊脉则鬼躲在腹
底不敢上来，现嘱我曰：汝舅之药必不可服，服则必死。吾
妹曰：此怕汝服也，不可听信。旋即请僧施食，亦即服药。
药后甥云：他去矣。病即愈。嗣予因其阳气太虚，仍以参附
理中加远志、茯神、黄芪、枸杞、枣仁，命之多服。病愈后

仍不敢独宿，服药月余，始能如常。

后至予家，询其鬼从何来，始推不知，再三驳问，乃云泰兴店对门有小户少妇，代人浆洗衣服，伊亦常送衣与浆洗，不意其夫忽疑其有私，始以骂，继以打，其妇忽自缢而死。伊闻一吓，遂觉神魂不定，渡江遄归，不意其相随而来也。予问与尔有染否？坚称无有。此子素纯谨胆小，当无他事。惟年长未婚，未免有情耳。甚矣！情之不可妄动也如是夫。此嘉庆二十四年事也。二十余年后，此子仍往江北生理，竟自缢而亡，奇哉。（李文荣《仿寓意草·卷上·陈外甥疯症治效》）

狂　证

厉登铭五兄，住城内演军巷，予后门外之贤邻，又予之密友也。初秋患疟少汗，予治之始以和解，继以景岳归柴饮加生地一两、姜皮二分，得透汗而解。知其好内嗜饮，阴虚居多也。疟三次即已，精神未甚减。是晚城南起火，伊命家人秉烛至大门观看，忽谓家人曰：适地坊老爷过去，汝等见否？家人曰：未见。登铭曰：如何未见，明明戴高帽穿青袍，左扛雨伞右持芭蕉扇，适才过去，我等速关门进去。是夜遂疯，喊骂大闹，掷毁什物，且持厨刀欲杀其妻，其妻躲至床下。其婶母令人夺取其刀，伊更骂詈跳闹不止。次日大早，急请予，其妻托家人声言救命。予至其室，伊正持破碗欲伤人，见予至，忽然放下，称予曰：六哥。予见其有怯意，似予有以镇之者，因更自提精神，正言厉色谓之曰：坐下。伊即坐下。曰：将脉来诊。伊即伸手候诊，予诊其脉数大不定，而左关尤大而有力，予问因何胡闹，欲杀尔妻？伊则秽语谓妻王氏与狐狸在墙内如何，又白猴子持大扇扇伊脚等疯语。予不复问，惟嘱好好坐着，不许胡闹，否则予将治汝。伊亦应承，予至厅，家人出云又大闹矣。亲朋满座问予何法，予曰：诸病从虚而人，邪祟亦从虚而人。厉兄本疟症初愈，疟发于少阳胆经，疟后受伤，其胆必虚，适遇邪祟乘虚人胆，而成疯。且夫厉兄平日之胆最小，一语不敢伤人，琴瑟之好，称为最笃，今忽欲杀人，且为素所爱敬者，疯则胆大，岂非祟据其中而有以使之耶。夫疯字从风，有风象，然疯之或重或轻犹风之或大或小，疯之忽发忽止犹风之忽起忽息，邪祟之中人而成疯也，未尝不凭借人身内风之力，惟木生风，肝胆是也。肝胆相为表里，今邪入于胆，必将借胆之力而鼓动乎。肝因木生风，因风生火，因火生痰，痰火相搏，势乃大张，而人之魂魄神明皆扰乱而不能自守。虽然，今幸邪祟初入，譬如匪人初至旅邸，左邻右舍并无相识，其势尚孤，驱逐亦易；若失今不治，盘踞既久，巢穴已固，风鼓其势，火张其威，痰助其力，如恶人居久定而党已成，则驱逐良难也。于是用温胆汤，京制半夏二钱、化橘红八分、云茯神三钱、生甘草五分、麸炒枳实七分、鲜竹茹三钱，加粉丹皮二钱、龙胆草一钱同煎，外加朱砂三分、猪胆汁少许和服。此方专于泻胆，使邪祟不能宁居，又兼清火化痰使邪祟无所凭借。法虽平平，竟一药而愈。后以十味温胆，以沙参代人参，以生地代熟地，且重用之，以生地能补胆，贼去关门法也。连进四帖，神志如常。此嘉庆十六年事，时尚未识王九峰先生，后先生闻知，适见脉案，深蒙许可，遂相往来。予视先生为前事师，而先生以予为忘年友矣。（李文荣《仿寓意草·卷上·厉登铭疯症治效》）

吴鉴林名炯，诸生也。其长子预生，亦诸生，在邹同裕淮北信阳盐店管书启，其店有空房久无人住，伊爱其静，移居其中，一日忽大疯，用裁纸刀自划胸膛，店伙救之，已伤数处，鲜血淋漓矣，其店用十人帮送，始能到家，以其力大难制，有且路途遥远也。到家虽不自戕，而狂闹愈甚。医药罔效，阅二月，予自吴门归，其父鉴林屡来探予，欲得一诊。予尝谓眷属曰：疯子见予，即不敢疯。众人将信将疑，适其家与予相近，一日傍晚得暇，令人告之使来就诊。半晌数人将疯子挟持而来，舞蹈而入，予出至厅，疯子即寂然不动，予如诊厉登铭法，予上坐，使之下坐，正容壮色，以诊其脉，脉象或大或小，或疏或密。或结或促，知其邪祟无疑。厉声谓之曰：尔遇我即当去，不去我将在鬼哭穴灸汝针汝，虽然尔来路远，我当嘱伊父多赠汝盘缠。予说一句，伊应一声，予眷属乃皆称奇。予知其邪祟重，而且久气血暗伤，先以参地两补之，加犀角、羚羊角、琥珀、朱砂、龙齿、虎骨、龟板、鹿角诸多灵通宝贵之药，以通其灵性，以镇其神魂。譬如正人君子巍然满座，邪人自不能安，此药入腹，邪祟自逼处不安而思去。又仿喻西昌法，用羊肉汤，一碗为引，使邪祟借腥膻之气味而出，惟药不与病人知，恐二竖避入膏肓也。又嘱鉴林曰：此实鬼祟信阳来路甚远，务请高僧施食，多烧冥资，以践予多赠盘缠之言，服药始灵。盖因鉴林素悭吝，故再三嘱咐，时四月十九日也。二十日伊家施食服药，疯果即愈。二十一日行都天会，其次子忽至晚不归，次日遍找不见，其家因长子幸愈，次子年轻不才，亦即置之。三日后忽句容邹同裕盆店管事亲送伊回，细问情由，伊看会至晚，忽一大黑人引之前行，身不自主渐至旷野，不辨东西走了一夜，腿虽酸疼而不能不走，似将天明，忽路旁又走出二人与黑人大吵曰：是我孙子，尔带他何往。且吵且走，忽已天明，而三人皆不见矣。伊远见有城，权且走进，不知何城，正在无路可走，幸盐店开门见问，始知遇鬼，始知已至句容，离家百里矣。管事者亦丹徒人，且与吴氏相好，留住二日，拨冗送回。吴预生曰：此想必附我之鬼也。前烧冥资太少，鬼尚不服，而服药又不能不去，故复祸弟。予向见人家寄库烧冥资，以为徒费无益，至治疯症屡用有效，且嫌少而争多不可解也。此道光八年事也。（李文荣《仿寓意草·卷上·吴预生疯症治效》）

泄　泻

常镇道刘名载字竹湄，岭南人也。由山东济南府保举赴都，自都赴镇，于道光五年正月二十五日到任，二月初一谒圣庙行香，官属齐集，刘公言身有久病未愈，欲请一儒医诊治，未知有否。当有王惹山明府保举微名，谬谓文名久著，医理更深，惟不悬壶，必须礼请。刘公即烦王明府先容，随后差内使持贴延请，予因往诊，询其病源，乃泄泻已阅四月，天未明泻起至晚不过五六遍，而进京出京一路医治，总无效验。予诊其脉，诸脉皆平，肺脉独大，按之见数，予曰：此肺移热于大肠，乃热泻也。公曰：予一路来往皆值冬寒，屡遇风雪，反致热泻乎？予曰：据公言当为寒泻，据脉象实为热泻，右寸属肺，肺与大肠相表里，独见数大，故知其移热作泻也。脉象大于他脉数倍，自诊可知。且公一路所服，可系温燥药否？泄泻时可热而有声否？公曰：皆然。予曰：岂有寒泻服温燥而不减者？岂有在腹为寒泻出转热者？岂有寒泻急迫作声者？经云：暴注下迫，皆属于热。岂人止有寒泻而无热泻乎？公自诊其脉，亦觉肺部独大，辨论既明，疑团尽释，予乃用天冬三钱、麦冬三钱、孩儿参三钱，以养肺阴，加泻白散地骨皮二钱、桑白皮一钱、粉甘草五分以泻肺热，又加茯苓三钱以为分利，怀山药五钱以顾脾肾，定方后公问可服几剂，予曰：二剂后再诊。公服一帖，日间泻止，惟余天明一泻，服二帖而天明之泻亦止。第三日因公无暇未请诊，亦未服药，而次日天明之泻又来，又急请诊，问何以故？予曰一百念日之恙，可以一药而止，不能一药除根，再服二帖，病当霍然。虽然诊公之脉沉部颇有数象，似乎尚有伏热，泻不难止，恐春气大透，木来生火，变生他症，须预为调治，未可大意。公曰：予急欲赴扬关，月余乃还，再当请诊可也。十日即返镇署，且急延予，称有重症，予往视，见其面左部自头至项半边全行红肿，左目肿合不能开，上下唇皆厚寸许，心烦意乱。自谓此次定当告病去官。予诊其脉洪数有力，而无浮象。予慰之曰：无妨也。此症似乎大头天行，而实非也。此久有郁热，热郁成毒，春透木旺，借肝气发生，热毒上达，肝位于左，气由左升，故病在左，所喜六脉根本甚固，尚能胜病，月余可痊，无庸告病而去。于是用东垣普济消毒饮子，而去其升、柴，以症无外感，火发于肝，延炽于胃，其势已甚，不敢再为升提也。且加犀角、羚羊角清肺胃以清肝，恐其上犯咽喉也。大便屡结异常，加调胃承气以下之。十日后火势渐平，肿亦渐消，知其血阴伤，加丹皮、生地以凉之，每帖药计四五两，始多苦寒，继加甘凉，而总不用发散。其始尚用桔梗、薄荷二味，取其辛凉疏解，后并此而去之。症虽日减，而刘公见予每曰：我病莫非有风寒，先生何不散之。予曰：无有也，不可散也。嗣后跟随诸人见予至，故扬言曰：主人之病，只要发散即愈，惜未发耳，予若弗闻也者。惟每至署，见辕外有医轿一顶，密询之，乃李某也，其人虽医生而不务医学，专务结交各衙门号房，巴结家人，希图引荐，今闻刘公有病，无门可入，访予方药不用辛散，乃扬言一散即愈，托其家人耸动其主，以图进见。刘公虽未之信，而未免有疑，啧啧者所由来也。至二十日症已全愈，惟偏左头内尚觉沉闷，刘公向予叹曰：症虽承先生治好，但将来未免头风之患耳。予问何故？曰：先生总未代我发散也。予曰：诺。今日竟用发散何如？公辗然色喜。予乃用小发散方，荆防不过数分，尚另加监制，谓之曰：公恙实不可发散，服必无效，今姑用之，以除公疑。又另开清凉养阴镇摄肝风一方，与之曰：服前方平平则已，设有不适，再进此药则安。次日进诊，公曰：予昨日了不得。问何故？公曰：人人皆说予症当发散，而先生独不然。予因前泄泻，先生辨论精微，一药而愈。又不敢请他人，然心中实不能无疑也。昨见肯用发散，欣然煎服，不意服无片时，即觉火势一轰，似觉头面复欲大肿，头晕眼花，急忙伏枕，犹然难过。幸后方亦已煎成，服下始定。看来不能发散，诚如先生之言。然窃闻风善肿，风宜散；又闻有大头瘟症，属乎风火，亦用发散，而予症似之。其风火独不可散何也？予笑曰：公之恙非风火，家人乃火风鼎也。风火者因风生火，风为本而火为标，散其风而火自平。火风者火为本，而风为标，泻其火而风自息。试观天地之道，热极生风，得大雨施行，天气清凉而风亦顿息，俗所谓煞风雨也。今火风之症，若误作风火论治，妄用发散，譬如炉火已旺，而又以大扇扇之，火岂有不更炽者哉？公二十日来服寒凉重剂，统计约五六斤，而始进发散小剂，即如此火上头轰，若初起误进发散，将火势焮腾，焦灼肌肉，蔓延咽喉，虽有善者奈之何哉！若夫大头瘟症，予岂不知，其初起也恶寒体重，头面俱肿，必兼表象。两目鼻面肿起者阳明也，耳前后并额肿起者少阳也，脑后项下肿起者太阳也，三阳多表症，故可先加表散。公恙初起毫未恶寒恶风，面肿于左肝部也。公岭南人，地气温热，秉赋偏阳，京官十数年，饮食皆用煤火，官山东六年亦用煤火，火毒积蕴已久，北地风土高寒积而未发，今至江南水土不同，又值春深肝旺肝火冲起，久郁之火上犯阳明，致成此症。故治法只宜消毒泻火，经所谓高者抑之，不可散也。公曰：己病不知，经先生之论恍然大悟，而今而后直以性命相托。调理十余日，头之沉闷亦愈。公嘱署中凡欲诊病，非予不可。嗣后往署诊病，亦无不应手。公意深为器重，秋七月前任观察钱益斋夫子请予至金陵诊病，适刘少君患时邪，请予不至，家人号房遂将李某荐进，三日无效，又延他医，缠绵五月。予亦有在家时并不过问。予知李某之必有谗间也，然不足校也。次年刘公请王九峰先生诊脉，一见即问李冠仙乃贵相契否？先生曰：然。且言医道精通。刘公曰：医道吾所深知，但其品行何如？先生曰：伊久在学中，品行并无不好，未免性傲，于同道中目空一切耳。刘公曰：果止性傲目空一切，尚是读书人本色。仅作半面语，后不复言。先生出以语予曰：似有人在刘公前谗汝。予曰：其人予久知之，虽然同心无疚，何恤乎人言。未几赵雨楼先生来守镇江，其号房早将李某荐进，诊病不效，复延予。予告赵公曰：予实不愿在本地衙门诊病，以后幸勿强予，反致害予。公问何故，告以刘公后来一节，公笑曰：是诚有之。李某初见即言兄乃讼师，万不可请。吾遍访毫无影响，且多称足下品学兼优，故敢奉屈。予乃恍然李某之在道署谤我者讼师也。刘公之所以绝迹也。未及一载，刘公已知李某之诬，复延予，予却之。又二载刘公卸事住扬，不知得何病症，复再三延予，予仍却之，而刘公死矣。此中殆亦有数焉。（李

文荣《仿寓意草·卷上·常镇道刘公治效》）

痢　疾

　　刘松亭清江浦知名之士也，年将七旬，夏患暑疟，寒轻
热重，医者朱某亦清江之翘楚，清江风气爱用大黄，不论风
寒时邪，见热不退即行加用。朱某未免稍染习气，见刘公热
重，即加大黄两剂，后遂变为痢，红多白少，里急后重，一
夜二十余遍，年老之人又属疟后，委顿不堪。知予在浦，延
请斟酌，予至见朱某业已定方，仍以大黄为主，予曰：痢疾
滞下，大黄原在所当用，但此症非本来痢疾，乃疟变为痢，
少阳热邪陷入太阴，在书为逆，若再攻下，恐脾气大虚，又
属高年有下陷之虑，书称和血则便自愈，调气则后重除，似
宜以此为主，兼用喻西昌逆挽之法，使邪气仍从少阳而去，
庶为平稳。朱某亦以为然。嘱予立方，予用当归八钱、白芍
八钱、甘草八分以和血也，加红糖炒查肉三钱、木香五分、
广皮八分以调气也，加川连五分、黄芩八分以清热也；外加
柴胡二钱，以提邪出少阳，一服而大解通畅，滞下全无，再
服而红白皆净，其家疑复作疟，而疟竟不来，盖皆化去矣。
此方治虚人痢疾最宜，予屡获效，然非重用归芍不可。闻清
江药铺见用归、芍至八钱以为奇，夫用大黄至一二两不以为
奇，而用归、芍至八钱则以为奇，此邦之人狃于积习，良可
慨也。（李文荣《仿寓意草·卷下·刘松亭患疟转痢治效》）

胁　痛

　　药有极贱，似于人无益而大有益者，黑芝麻是也。予尝

治肝气胀痛异常，气逆呕吐，前医用二陈、香附、木香，顺气不效，加用破气，如枳壳、腹皮、乌药、沉香之类，更不效。予思肝气横逆，固非顺气不可，但肝为刚脏，治之宜柔，前医所用皆有刚意，故肝不受。治宜甘以缓之，兼养阴以平肝，然非兼通气之品，亦难速效，惟通气之药，难免刚燥之意。偶思及芝麻，外直内通，其色黑可径达肾，其性微凉，毫无刚意，遂用一支，助以金橘饼三钱，一服而效，数服全愈矣。每遇举发，即用是方，无不速愈。嗣后予治肝气必用之，无不应手，所谓软通于肝最宜。因思凡人脏腑之气，无不贵通，《内经》通则不痛，痛则不通，固已。而推展其意，通则不胀，胀则不通；通则不逆，逆则不通。凡治气病，无不宜通，不独肝经也。兼治哮症多年，肾气上逆，予用六味地黄加减为丸，每服五钱，以芝麻一支，煎汤下，竟能渐愈，久不发矣。又治肝气犯胃，饮食阻滞，欲成膈症，予以滋润平肝、青金畅胃之品，加芝麻、金橘饼，十数服而愈。又遇胀症，几有单腹之象，予用甘麦大枣汤加芝麻、金橘饼，连服月余而愈。其它诸气为病，服之得效者，不可数计。今诸亲友，凡有气症，延予延医，必嘱以芝麻为家藏。若夫财翁，惟知爱参，此种贱药之妙，彼固不知，且不信也。此药各家本草所不载，予偶得之，十年于兹，始以治肝气，渐则可治之病甚多，虽蛊胀单腹，亦所能治。予不肯以为独得之奇也，特表而出之，以公诸世。（李文荣《知医必辨·杂论》）

眩　晕

又予至友吴在郊翁，肝火上升，头晕、出汗，其家皆以为虚，某医亦以为虚，逐日服参，而汗、晕更甚。遂延予诊，欲代平肝，本人深信，而旁言哓哓，以为如此温补，汗尚不止，况停参服阴药耶？予辨以服参多日，毫未见效，且觉病进，犹不更法，必欲以参治死老翁耶！予曾代伊家排难解纷，素知感激，故能如此争论。而其子以为知医，最喜用参，某医附和之，究不信予之言，幸老翁深信不疑，自愿服予之方。予总以平肝养血为主，调理一月而愈，然则服参何益耶？（李文荣《知医必辨·杂论》）

予三十岁时馆于京口，旗营呼协领家呼公六旬外忽得类中症，眩晕非常，头不能抬，夜不能卧，面色浮红。适万廉山先生宰丹徒，荐其乡亲唐朗山先生诊治，朗山以为虚阳上浮，以真武汤坐镇北方，用附子至三钱，合家疑惧，不敢服。朗山力主之，惟予赞之，一服而定，调理煎方百余帖，总用附子五钱，丸药亦重用附子，统计服附子十余片，精神加旺，后不服药，寿至七十七岁。江西宜服附子而能用之于江南郎山先生，真大手笔也。一时称奇，予亦心服，常相往来，多蒙指教，其学问深厚，脉理尤精，并非孟浪用药者。（李文荣《仿寓意草·卷下·徽州余姓治效》）

中　风

龚玉屏予少时第一交好也，其食量最大，面量倍于饭量，肉量倍于面量，年未四十，忽得中痰，人事不知，声如拉锯，予急往视之，其脉洪劲滑数，予曰：此非中脏，乃中腑耳，中脏多虚，中腑多实。平日肥浓太过，痰多气壅。问大便闭否？其内曰：数日不解。予曰，无妨。以二陈加大黄、芒硝与服，大便通畅，痰下气平，人事遂清。后以清火化痰调理而愈。

予告之曰：从此以后君能吃素，高寿无难，否则当戒猪肉，亦可延年，不然恐不过三四年客耳。君之病痰所致，痰之病肥浓所致。而猪肉则肥浓之尤，助火生痰者也。此病后胃气已伤，脾气亦损，清升浊降。健运为难。君若仍如往日食肉兼人，十分饱足，犹如大嚼，脾气不能运动，安得不俱化为痰？只宜八分饱，东坡之养生不使胜食气，圣人之垂训，子其戒之。玉屏曰：唯唯。（李文荣《仿寓意草·卷上·龚玉屏治效并后不治之验》）

类中之症，多由肝虚生风，所谓内风，非外风也。间有外风引动内风者，然所见甚少。大抵风自内生也，故景岳直谓之非风症。其论曰：凡非风，口眼歪斜，半身不遂，四肢无力，掉摇拘挛之属，皆筋骨之病也。肝主筋，肾主骨，肝藏血，肾藏精，精血亏损，不能滋养百骸，故筋有缓急之病，骨有痿弱之病，总由精血败伤而然。如树木之衰，一枝精液不到，即一枝枯槁。景岳素重温补，而于类中之症，则独重养血。诚以《内经》有云：足得血而能步，掌得血而能握，指得血而能摄。治偏废者，能无以养血为主乎？陈临川先生有云：治风先治血，血行风自灭，可谓要言不繁。予数十年来，守此法以治类中，未有不效。虽初病亦有痰涎壅塞，不得不先为疏通者，然如活络丹方，不宜多用，恐养阴不及，反耗其阴也。乃乾隆年间，扬州盐商；不知所延何医，制有再造丸，药味夹杂五十余味，多用香燥，以为可以通络开窍，全不思类中多由精血不足，肝失所养，虚风鼓动，经络空虚，焦燥太过，转伤阴血，何能熄风乎？

吾乡有原任池州府吴某者，半身不遂，延予调治。其人好内，肾不养肝，阴虚火盛，且食量甚大，专嗜肥厚，胃火亦甚旺。予专以滋肝清热，兼以清胃消痰，日见痊好，惟语言謇滞耳！或劝以须服再造丸，予再三开导与病不合，伊见手足如常，亦暂根据从，常服膏方，不复延医，已数年矣。乃忽急延予诊，至则卧床不起，谓左腿不知何在矣。细询其过，则有某医者，劝服再造丸，其人本自卖此丸，连服五丸，而左腿若失矣。伊悔恨无穷，求予挽救。予曰：还尔腿尚可，履步如常，万不能矣。仍以前法加减，调治十数日后，腿渐有知，又数日渐可待人而行，而软弱无力。其人年逾七旬，现虽尚存，然经年卧床不起矣。再造丸之害如此，不知医而妄用者，尚慎旃哉！

今之人先天不足，气血多亏，加以利欲熏其心，酒色耗其肾，肝失所养，木燥生风，类中之症多由于此。能先事预防，一病即治，调养得法，或即痊愈，或带病延年。予所治者不少，大约除中风不语，最难获效，予却不治，余则鲜有无效者，但总不用再造丸耳！如庄仪吉类中风几二十年，至今尚存。刘颂芬类中十年，尚能游览。龚赵氏乃吾义女，类中治愈，今已十余年，并不复发。又治丹徒县熊公，今亦十余年不复发，即如今岁朱惠畴、王新楼皆有中象，一治而愈。凡此皆先告以勿妄服再造丸。夫再造丸非必一无所用，如遇肥人多痰，经络阻塞，或夹外风，其方香药散药不少，亦可有效；而如遇肾不养肝，木燥生风之症，则服之无益而有损。近来此症甚多，而一遇此症，症者、医者以及旁人，无不欲服再造丸。嗟乎！医理精深，岂一再造丸遂能治天下之类中症耶？予明辨之，尚望医者同辨之，不然，吴某前车可鉴也。

（李文荣《知医必辨·论类中症不可妄用再造丸》）

郁　证

　　戴六兄字槐卿，素亦心虚胆怯，偶住场下空房独宿，颇生疑惧，忽觉背心微寒，渐觉周身怯寒，因而睡去，似入黑暗地狱中，绳捆索绑，难过异常，欲喊不能出声，欲动如石压住，恶境多端，不能细述，夫来必待有人来带推带喊，得以醒来，如出苦海。次日另移卧地，而恶梦依然，从此神情恍惚，饮食不甘，睡则恶梦难受，或炎热时盖薄被犹嫌凉，或夜回凉不盖被犹嫌热，或夜间大笑，或白日大笑，不笑时问之，彼并不知。由场下回扬，觅一汪医诊视，与以归脾汤宜乎合式，乃二三剂后，觉心忽然落下，自觉有声，从此五日不寐，全非归脾汤之故。只得过江觅医，先就蒋医某诊，蒋以为阳虚用桂附等药，正值长夏炎热非常，伊不敢服，转就予诊。予诊其脉，大小疏数不一，知是三尸虫，因疑惧而作祟，与蕉石先生同。因告之曰：此症非寒非热，奇幻百出，医家鲜能知之者，兄既遇我，可保必愈，但必不看药方，如看药方，予断不治。伊素知予，深信不疑，所有药方，命伊子来取，予见面即于补胆养心药中加以黄精，嘱临卧服，即得安眠，不做恶梦。然其所现之症，大有祟气，恐其所住空房本有阴邪之气，以致三尸借此作威。又另合丸，方用黄精为君、佐以犀角、羚角、龙齿、鹿霜、虎骨、龟板、雷丸、朱砂、琥珀诸多宝贵灵通之品，壮心胆而通灵明，制服三尸。又加箭羽、桃奴，兼制邪魅之气。又嘱用上等朱砂大块包藏顶发内，二十日来，不独恶梦永绝，而诸恙全无，不似当年蕉石大人之难治。此等症候，古书所无固由，予看出睡梦颠倒皆三尸为之之理，亦由书称药有不与病人知者真不我欺也。

《内经》论梦甚详，亦各有因，如阴甚则梦大水，阳甚则梦大火，上盛则梦飞，下盛则梦堕，甚饥则梦取，甚饱则梦与，皆有至理。夫人寐则心如死矣，神尽藏矣。梦又谁为之主？非三尸神为之而谁为之哉！虽岐黄未言及此，而予因神明所通，所治二症现有明效大验，殆亦开千古不传之秘也欤。（李文荣《仿寓意草·卷下·谢蕉石先生间日不寐治效附戴六兄治效》）

白　浊

椿官二十一岁自常贩布回家，自称有恙，延予诊治，时十二月初一也。其症外似洒淅怯寒，内则烦躁觉热，舌赤无苔，溲带白浊，脉来洪数无伦，按之空象。谓之曰：子始回家，一路恐微有外感，而又亏虚，攻补俱有未便，迟数日再诊可也。因密告其叔曰：令侄此症真不治矣。奈何其叔曰：伊起居如常，饮食尚好，何至不治。予曰：子原难解，俟至春来，予言自验。予昔年受谤不辞因能治也，今知不治，断不敢缠手招谤而受怨也。后屡请，予坚辞，且遇伊家亲友，遍告以椿官复病予并未一诊，恐将来受谤也。伊家只得另延他医，初云无妨，继则无效而加重，屡更皆然。至次年正年十八日溘然长逝矣。

予往唁，其祖母泣谓予曰：子真神仙，何一见而知其不治也。予曰：予幸立意不诊，今乃以为神仙，否则今将为府上之仇仇矣。后有他医虚心问故，予曰：此不难知也。冬见夏脉，书称不治，伊脉洪数无伦，在夏脉尚为太过，而见于冬令闭藏之日，且又无根肾水告竭，肝火独旺，木生于水，无水之木何以应春气之发生乎？如树木然，当冬令闭藏莫能定其生死，至春则生者生，而死者死，人身一小天地，肝木应乎春气，根本既拔，故知其死于春也。然予虽以先见之，故脱然无累，而与龚玉屏实一人交也。伊乔梓二人，予皆能治其前而不能治其后，每念及此，心犹恻然。（李文荣《仿寓意草·卷上·龚玉屏子椿官治效并后不治之验》）

癃　闭

大侄篆村，小溲不通已至三日，腹膨急胀，至不能忍。先有某医连进通利，不通愈甚，急觅予诊，予见其肺脉独大而数，知其素来嗜饮，因问连日饮何酒？篆村曰：近因酒贵，常饮烧酒，三日前有小集，饮烧酒且甚多。予曰：是矣。时端阳节后，急令买大枇杷二斤，恣意啖食，另变补中益气方法，去党参、黄芪、白术、当归，惟用陈皮一钱、甘草梢八分、醋炒柴胡五分、蜜炙升麻三分，而加天冬三钱、麦冬三钱、北沙参三钱、车前草一颗，与服一时许，小溲大行一大钵而愈。伊急遽中不暇问故，予亦未言。（李文荣《仿寓意草·卷上·篆村侄治效兼及诸小溲不通治效》）

后又有丹徒县署吴晴椒明府所请钱席胡晴麓恙已愈后，大解数日未行，急欲其解，以便加餐，一日登厕数次，力努干结不出，是日晚登净桶约一更许，挣极力努挣，大便不来而小便反闭；次日自用车前、泽泻等药通利之，而仍不通，腹加胀；又次日延予，于曰：大肠膀胱相隔一间，分道而行本不相碍，今因直肠有燥粪阻塞，努力太过，前无出路，后有来者，广肠之粪皆集于此直肠胀满，挤合膀胱，小溲无路可出，此非膀胱自病。虽多方通利，终不得通，徒增胀满耳。予有一法不知肯用否？众问何法？予曰止有下法耳。下其大便，小便自通。时署中官亲朋友来问病者甚多，予有房中倡议，而房外窃议者皆不以为然。以为小便不通，反通大便，殊难相信。且病者年已六十有四，又值病后连日，怕胀又不敢多进饮食，如何能受下剂？众口难调，予亦辞去。第三日又来敦请，晴麓本与予金兰契好，万不能辞，至则胀已至胸，盖又杂进单方，如促织、草帽圈之类，有入无出，直至胀不能动。予曰：在书大便不通有四五十日无妨者，而小便不通五日必死。今已三日，再延二日，神仙不治。此症下或不死，不下必死，诸君奈何，必欲置之死地耶！时晴椒先生以为不可下，众皆和之，予言至此，众不复言。而其如君独奋然曰：二日以来愈治愈坏，今日竟请立方，虽死不怨。予索纸开方：西党参五钱、炙黄芪三钱、于术三钱、当归身三钱、陈皮一钱、炙草一钱、炒柴胡一钱、炙升麻六分，煨姜二片、大枣二枚，众皆诧意曰：先生说要用下法，何开此补中益气汤？予笑曰：诸公勿急，尚有加味。爰加生大黄三钱、元明粉三钱，因告众曰：大便阻塞，小便固非用下不可。然是症有三虚，年高一虚也，久病二虚也，连日不敢纳谷三虚也。此三虚者，诸公曾言之，予岂不知之，故是症非下不可，而非用补以用下不可，古人黄龙汤用参以用下，玉烛散用四物以用下，今用大剂补中益气，然后用硝、黄以推荡之，大解行而膀胱路宽，小解亦自畅行，二便俱行而正气不陷，相辅之道也。不然予岂孟浪用下者哉！众乃爽然，制药与服，一时许大便畅行，小便随至源源不绝几半净桶，腹中畅快，病乃若失。以上五症皆小溲不通，四用东垣补中益气，而变化不同，法则仿古，用则因心。易云神而明之，存乎其人。岂不信哉。

（李文荣《仿寓意草·卷上·篆村侄治效兼及诸小溲不通治效》）

后至松江华亭县刑席邵瓣莲有沉疴甚奇，每发当脐腹痛非常，而先必溲闭，百医罔效，必小溲自通而腹痛乃止，其症少时即有，至四十外乃更甚。适当举发延予一诊，其脉肺部独大而数，与箓村侄同，予问素嗜烟酒否？曰：皆有之，而水烟尤朝夕不断。予曰：是矣。即以与箓村侄方（陈皮一钱、甘草梢八分、醋炒柴胡五分、蜜炙升麻三分，而加天冬三钱、麦冬三钱、北沙参三钱、车前草一颗。编者注）去升柴，加黄芩、知母与服，服后小溲大行，腹痛亦止。伊问予病如何，何药之灵也。予曰：肺为气之主，又为水之上源，《内经》云膀胱为州都之官，津液藏焉，气化则能出矣。有属中气者，中气不足，溲便为之变。有属肾气者。肾与膀胱相表里是也。而其实气化之权，肺实主之。肺在人身主乎天气，天气清明而下降，肺气清肃而下行，上源行乎所不得不行，下流自有所不得而止，而有所不行者，虚也热也，虚则气不足以行，热则气反逆而上，肺气不行。则诸气不行，通则不痛，痛则不通，今溲不通而腹乃痛，肺脉独大而数。症经三十年，此先天肺热，后天烟酒，积热日伤肺阴，肺失清肃之令，故病易发而亦渐重也。以后将此方常服，且戒烟酒，可望不发。瓣莲钦服，请将所论书一通，并药方裱糊收藏。连服二十剂后，果不发。治箓村法，至松江始畅发其义。盖尝观诸禽鸟，有肺者有尿，无肺者无尿，知肺之关乎小溲者多矣。箓村侄用升柴，而邵兄不用升柴加黄芩、知母者，何也？箓村曾服利药而溲更不通，气乃更结，非加升、柴以提其气转不能通，如酒壶然，壶嘴不通，揭其盖自通也。邵瓣莲未服利药而热久而重，故不用升柴而加黄芩、知母也。虽然，勿谓癃闭之尽在清肺也。（李文荣《仿寓意草·卷上·箓村侄治效兼及诸小溲不通治效》）

疟　病

官保陶云汀夫子，于道光五年抚苏适办海运，夏秋间往来上海，亲至海隅相度机宜，旋又莅金陵监临乡试，是岁阳明燥金司天，少阴君火在泉，秋热更甚也。乃医者尽用伤寒辛温发散，且屡用桂枝，邪不能透其热，转加致成热疟，寒少热多，医者改用柴胡，亦仍加桂，而其佐使者无非厚朴、苍术、草果、青皮，一派温燥克伐，观察钱益斋夫子素知医道，时为监试，心窃非之。因在常镇道任内知予善于治疟，回明宫保，专差飞请，十八日晚予到行辕，随即进诊，细询疟在阴分，不过微寒，旋即发热，壮热六时许，解时无汗，热时烦躁，至不能受，渴欲冷饮，饮亦不多，脉则十分弦数，舌则红赤无苔。泄则其赤如血，且不寐者多日矣。予曰：此大热症，加以燥剂伤阴，阴虚作疟，阴虚不能化汗，无汗故热邪难解，阴虚故神烦不寐，治宜养阴化汗，以化邪。于是即据此立案开方，惟思进见之初，未便骤用大剂，姑以小柴胡去参，加大生地五钱、当归二钱、赤芍钱半、夜交藤三钱，三更后疟势减，进药竟安寐至天明，可谓小效。次日本地陈林二医至，知服予药，密告宫保曰：大人此症，不可服当归，服则热必重出。又谓予曰：尊方用何首乌何太早。予曰：未也。意者谓夜交藤乎？此乃首乌之藤，非首乌也，且此不过取夜交之意，为不寐而设。叶氏治疟亦尝用之，以交通阴阳用意之药，虚实皆宜，非如首乌之力能温补也。君得毋见《本草备要》不列夜交藤，其何首乌注内有曰一名交藤，遂认夜交藤为何首乌乎？伊掩饰曰：恐敝地药店止有何首乌，无此藤耳。予曰：昨药系余亲见，其藤甚佳，君等或未用过耳。予知道不同不相为谋，伊等亦公然开方，并不予让。惟是日尽去温燥，改用黄连、石膏，而宫保服之，躁热有加无已。盖伊等只知用寒以治热，不知黄连苦燥仍能伤阴，石膏虽能清热而不能养阴，虚人服之，转伐胃气，虽《本草备要》之语，伊等未能全觉也。然是时宫保未能信任，总服二人之方，予屡告辞，堂官不肯放行。予曰：如此治法，必不能愈，设有不测，而予在幕中，将毋留以为二人所归过耶。堂官转禀方伯张公，公进见宫保，病果沉重，出见二医，语言荒谬，遂往告唐陶山方伯，盖陶山方伯乃宫保之同乡兼戚谊，寓居金陵而精通医理者也。二十二日早，陶山方伯来，细切脉理，遍阅诸方，出与二医及予相见，先问二医曰：先生们看大人究系何症？陈医俯首不言，林医曰是疟疾。方伯曰：疟疾吾岂当不知？但是何疟症？林医不能对。方伯转而问予，予对曰：据愚见乃阴虚作疟耳。方伯曰：诚然，此当用小柴胡合四物汤加减，去川芎，重用生地，何方药并不及此。林医曰：服此即能愈否？方伯曰：汝等治已半月有余，愈治愈坏，吾仅一言，即当全愈耶？虽然，如果重用养阴，症当大减，愈亦无难。譬如天气亢热已极，不得一场大雨，何以回凉？但可下雨而不可下冰雹，冰雹亦能伤人，如黄连、石膏，冰雹是也。林医语塞。予问曰：养阴必兼归地，或谓当归助热不可用，奈何？方伯曰：何来此不通之论也。阅诸方前所服者一派温燥，不知助热，而当归反助热耶？当归虽微温而养阴，设使方中早能助以当归，尚不至阴伤热重至此，且夫生地阴中之阴，当归阴中之阳，阴阳相辅，动静相生，用药之道也，何可偏废？此不过以生地为君，当归为佐耳。言毕扶杖而入。二医赧颜而去。方伯复出谓予曰：先生脉案方药皆极通，惟尚轻耳。吾已与大人说明，以后惟子是任，子好为之。予以医多论杂为虑。方伯曰：此我自当之。我当间日一至，以辟群疑。是日予用大生地二两、当归三钱、柴胡钱半、黄芩一钱、赤芍二钱、赤苓三钱、甘草五分、会皮一钱，服后疟来不过两时许，即大汗热清，较前减四个时辰，热时亦觉能受。后总本此法为加减，阴亏太甚，生地减至一两，即不复减，疟势渐轻，至月底不及一时，陶山方伯果常来，各处荐医虽多，宫保因已有效，一概辞去。予嗣闻方伯九月初三日回楚，恐又为他医所误，回明宫保，请九峰先生坐镇。先生九月初一到，诊后亦谓养阴为是，症愈在迩，不必更法。仍命主方稍为参酌，至初七日全愈。

是役也，初赖益斋夫子之荐举，中蒙陶山方伯之赏识，终借九峰先生之名望，克终其事。由此受宫保知，遂相契合，究之此方亦不过本景岳归柴饮意变化而出，乃用此治愈阴虚疟症，不啻数十百人。法甚平平，不足奇也。惟陶山方伯议论高超，譬喻辟石破天惊，名言千古，予常志之不敢忘。（李文荣《仿寓意草·卷上·陶文毅公治效》）

李青原之弟曜西，吾长子之襟兄也。其子于初秋患疟，医者为徐姓，延至八月中，忽请予诊。据云疟本寒少热多，多汗而热难退，徐医连投白虎汤，石膏每用一两，热较减而寒较多，现则寒后不能转热，有气自少腹上冲，疼痛异常，至不能受，约有一时然后渐渐转热痛，随热减热壮而后痛止，胸次饱闷，饮食不进，神情疲败。徐医屡用顺气止痛等法，全然不应，故请斟酌。余问何以用白虎汤？据云因病者热多渴饮，予问渴饮几何？曰热时约饮二十次，每次一茶碗盖。予笑曰：次数虽多，茶碗盖贮茶无几，虽二十次不足两碗，不算大渴，再问病人欲冷饮欲热饮，则专用热饮。予曰：据此则大错矣。书载白虎汤症，必大渴欲冷饮，而后可投，足见虽渴欲饮而不欲冷饮，尚不可投也。况并非大渴且欲热饮乎？且夫治疟之法，必寒能化热而后可愈，岂有寒本少而欲其寒多者乎！夫白虎汤在疟门未尝不用，然必热疟而后可。今症汗多热难解，明系暑疟，暑中兼湿故也。暑乃阴邪，热乃阳邪，岂可徒见其热遂以阴邪，而用阳邪之药耶？此必误用白虎致寒转增，而将暑邪逼入肝肾，以致肝气挟肾气上冲也。曜西问疟乃少阳症，何以转入肝肾？予曰：五脏皆令人疟，而不离乎少阳，少阳胆经，胆在肝叶之下，肝胆相为表里，胆经邪热，为寒所逼，不得外达，则内传于肝，乙癸同源，则又内传于肾，余向诊令郎脉象，肝肾本虚，所谓诸病从虚而入也。当其疟来寒固因寒药而加甚矣。至热邪为寒所遏，欲达不达，转将肝肾之气逼令上冲，以致疼痛异常，神昏气逆，久之而热渐透，疼亦渐止，久之又久而热大透疼乃全止，邪气透而肝肾之气乃宁也。至始尚能食，今则全不能食，皆因石膏诛伐无过，大伤胃阳之故。曜西闻予议论，以为透辟，遂请入诊，诊得脉来沉象，按之弦数，左关尺尤为不静，右关沉而不数，按之无力。予曰：症本暑疟，无服热药之理，奈过服寒凉，邪陷肝肾，非附子理阴煎不可。虽然其法过大，诸公未免疑虑，权以当归建中改生姜为煨姜，投之以观进退。一剂后痛较减而热较易，渐欲饮食，二剂后痛又减而热又易，然肾气仍冲，而疟不能止。予竟用附子理阴煎，曜西尚在游移，予告之曰：桂枝附子之先声也，煨姜炮姜之先声也，归芍熟地之先声也，建中既已有效，又何疑也。建中虽能温中，不能纳肾气补肾阴以托邪也。今用附子理阴，以熟地一两纳气归肾，兼以平肝，即以托邪；加以附子五分、炮姜五分，温中散寒，领邪外达；当归三钱，和阴化疟。斯方也疟可以已，奈何不用，而任疟之缠绵耶？再三开导而后

肯用，如方一服，不独肝肾安宁，而疟竟止矣。知者无不以
为神奇，适云汀宫保招赴清江，未能一手调理，半月后予自
清回，复请往诊，盖其疟已反，他医不敢用原方，虽轻不愈。
予仍以原方投之，一剂而愈。愈后连服七剂，疟不复发，而
饮食香甜，精神如旧。古人称有是病即有是药，不我欺也。
庸庸不知，差若毫厘，谬以千里，戕人性命，如同儿戏，岂
不深可痛恨哉。尤可恨者，成效在前，犹执己见，不肯遵循，
真所谓下愚不移，不教诲屑者矣。（李文荣《仿寓意草·卷
下·李曜西子疟症误药几危治效》）

　　吴泽之吾婿也，甲午岁馆于孩溪，夏秋之交，天时盛暑，
致患暑疟，地无医者，唤舆来城，至晚到家，似无重恙，乃
上灯时忽然昏厥，手足抽搐不知人事，惟时作笑，旋又身热
如炭，烦躁异常，其时城门已闭，余不及知，天明得信，随
即往看，举家慌乱，病者情形实已危急。诊其脉象洪数之中
更兼躁急，夜间有刘医来诊，以为中暑。余曰：非也，此中
热也，此热中厥阴也。热中足厥阴肝经，故抽搐；热中手厥
阴心包，故善笑。中暑之脉数而兼濡，暑乃阴邪也；中热之
脉数而兼洪热，乃阳邪也；此又兼躁急，乃素本阴亏；又中
阳邪，有孤阳无阴之虑。虽然勿谓全未中暑也，其作疟也，
其中暑也。因患疟而来城，由孩溪至城几四十里，至晚方到，
则其动身必不早，连日天久不雨，亢热异常，一路烈日当空，
四野又无避处，以中暑之虚体，日行于炎热如焚之中，有不
中热者乎？故此乃先中暑而后又中热也。为今之计，且治中
热，幸未服错药，似尚可救。以大剂犀角地黄汤加羚羊片三
钱，犀角入心包以清热，羚羊入肝经以清热，生地辈则养阴
清热，以化亢阳，外加竹茹、竹叶、西瓜翠衣凉心清热化痰
以为佐，一服后人事渐醒，不复笑而抽搐，然尚神烦谵语，

浑身不着一丝，三服后始知着裤，热退神宁。伊长兄渭筠素来友爱，见此十分欣悦，以为全愈。余曰：未也。中热虽解，中暑尚未全解，暑疟尚不得免耳。后果复行作疟，其脉弦数之中总兼躁象，汗出不易。余知阴疟之故，于小柴胡汤多加生地辈甘凉养阴之品，真阴难成而易亏，又系胎疟不能骤止，十数帖后始能霍然。至次年乙未，馆于东马头夏间又患暑疟，张医投以清脾饮，更觉烦热异常，急急回家就医，余仍投以隔岁原方，两剂而愈。（李文荣《仿寓意草·卷下·吴婿疟中又中热治效》）

虫　证

京口都统戴公字鲁望，大解出寸白虫，甚至不解时三五条自行爬出。予曰：此脾虚生湿，湿热生虫，虫有九种，惟寸白虫居肠胃中，时或自下，乏人筋力，耗人精气。其虫子母相生，渐大而长，亦能杀人。于是以归脾去芪，加苦楝根、使君子肉，又加榧子肉为引，公问榧子肉何为？对曰：能杀虫。问可常吃否？曰：可。公服药二帖，虫较减而未尽。公乃买榧子一斤，无事服之，日尽半斤许，次日又服，大便后忽下虫二尺余长，嘴尾相衔，以物挑之，寸寸而断。榧子肉原可治虫，而专用多服，竟除寸白虫之根，书所未载，可谓奇矣。后有李氏子，虫蚀其肛，有似狐惑症。予代调理外，亦教其专食榧子肉，亦下寸白虫二尺余而愈。然则斯方竟可传矣。（李文荣《仿寓意草·卷下·戴都统寸白虫治效》）

站不能卧

道光九年予应浒关黄拙安之召，有顾某因与人忿争，忽然直立不能卧，诸医罔效，恳予诊治。予一见曰：此肝叶倒竖也，伊家惊问肝倒转来还能治耶？予笑曰：病患不能识，既识之易易耳。用小温胆汤加龙胆草，再加金器同煎，另以猪胆一个悬高梁上开一小窍，令胆汁滴下，将火炉药铫对准，使滴滴俱归中，俟汁滴尽药亦煎熟，一服而愈。举家以为大奇，嗣有关医虚心者，特向予请教，以为先生治法可谓奇效，但案云肝叶倒竖，而所用药品皆入胆经何也？应之曰：此安甲和乙法也。肝为乙木，胆为甲木，胆在肝叶之下，肝之庇荫若母子然，凡肝气上逆未有不胆气随之者，故平肝不及，不如安胆。譬如母携子出，与人作闹，劝母不依，姑以饼饵骗令小儿欲归，其母因爱子之故，亦只得息怒而去。且夫肝为将军之官，谋虑出焉；胆为中正之官，决断出焉；经以一脏皆取决于胆，而肝尤取决于胆者也，故安甲木即所以和乙木也。关医闻之拜服而去。（李文荣《仿寓意草·卷下·浒关顾某治效》）

祟 病

兰如七弟吾胞弟也，又受业于予，入泮食饩品学兼优，学中拱服且素不好色，专恶淫邪，惟信阴阳，未免偏执。道光十三年有友郑某妻病莫治，托求仙方，兰如诚心设坛，乩竟自动降坛，诗句甚属清通，自称清风真人，兰如以为神异。然所降之方全无效验，此不过灵鬼游魂能通文义者之所为，非真仙方也。果仙也，方岂有不验者。奈兰如十分敬信，以为神仙竟可求而至。十四年元旦乃兰如花甲寿辰，忽独自一人辟居云台山道院，托言持斋诵经报母，半月后回家开馆，而早晚独处密室，不许他人窥伺，惟闻檀降香气彻夜不绝。吾弟兄久已分居，伊继室年轻不知道理，二三小儿女更不知事，听其所为，吾家竟毫无闻见，百日后兰如怡然自得，偶与余晤，谓吾子皆能诚信，将来欲传之以道。予询何道，谓予不信，笑而不言，予亦置之。忽于秋间伊家传兰如往往彻夜不眠，似与人吵闹，不知何故？中秋日兰如进城敬香，顺至于家似有话说，予适不在，怏怏而去。据内人云：七爷神情恍惚，消瘦异常，近闻其家称有鬼缠闹，光景逼真。奈何予因终日诊病，未能得暇，因思二十二日秋分年例祭祠，伊最重祀先，是日必到，可以面察情形。于是前期约伊早会，是日与合族在祠专候，直至日午而兰如不来，特着人往请，竟辞以病。予更着仆人率舆夫四人将舆前去强接而至，至则在祖先前伏地大哭，口称我如何该如此死法；且称我如此伤痛，他竟不许我眼泪出来。众人拉劝不起，予亲自扶起，见其面果无滴泪，予曰：据弟言是有鬼矣。论治鬼予实有专长，弟无虑也。祀事毕后，唤舆同至予家，予细加盘问此鬼从何而来，伊尚含糊，予笑曰：弟虽不言，吾已知之矣。此弟炼笔录招来之鬼也。兰如惊曰：兄何以知吾炼笔录？予曰：弟之生性志诚而愚，素信鬼神，闻去冬弟为郑姓设坛扶乩，居然有甚清风真人降坛，此不过一鬼耳。夫秦皇汉武求神仙而不得，千古奉以为戒，岂有我辈凡人设此乩坛即有神仙下降者。故夫今之扶乩者有二，一则全无凭借，自画砂盘，假托神仙，以之愚人；一则或遇游魂，居然乱动，误认神仙，转以自愚。究之愚人之害尚小，而自愚之害则不可胜言也。故夫清风真人实鬼也，而弟直以为仙也，神仙既可求而至，何不竟炼笔录使仙与我合而为一也。故弟吃报母斋至百日者，实炼笔录也。他人炼笔录十无一成，而弟独能成者，有现成清风之鬼魂，鬼欲附弟，而弟又求鬼，故一炼而成也。弟与鬼初合之时必有彼此相契之意，故弟以为神奇，而且欲传诸侄也。久之而鬼附人身有何好处，自然转生恶念，欲害弟命，鬼本利人之死也，甚且鬼生痴念，冀弟死而伊即借躯壳以回生，若此则逞其魑魅魍魉之术无所不至矣。愚揣度如此，然乎否乎？兰如曰：人鬼情形，皆被兄道尽矣。弟实因扶乩有灵而炼笔录，附弟者即清风真人，伊称前生文士，位列桂宫，五六两月以来常作诗文，文笔清挺，且甚敏捷，所作古风大有古气，非弟所能，弟深佩服，以此日复一日，契合甚笃，凡所谈论，无非文章道义。不意七月间伊忽语涉淫邪，弟切责之，伊亦托戏言而止。弟家素供观音圣像，十五日弟清早敬香，伊忽于圣像头顶幻出大红鞋小脚一双，弟不觉大怒，责问何亵渎神灵，无礼至此。伊言初亦善念，今不知何故变为恶念，如肯淫欲，可以相安，否则必致弟命而后已。从此之后，日以淫词亵语聒噪不已，偶见少妇略施脂粉，伊即幻其全身一丝不着，蛊惑弟心，甚即见一油头背面，伊即幻出背面全体以相惑，致弟不敢见妇人之面。八月以来，伊见弟心不动，遂于夜间作闹，使弟不能安眠，眠则幻作淫梦，欲遗而醒，弟谕以既然不合，何不便去？伊言能来不能去，已与我合气，除非弟死，伊方能去。弟言我亦何能即死？伊言或刀或绳，皆是死法，否则耗尽精神，亦不愁弟不死。弟不听其言，伊彻夜吵闹，睡则抓心，弟已八夜不沾床不合睫矣。伊言弟命亦在早晚，今见兄面不过一别而已。予笑曰：弟何愚也，死生有命，鬼何能为？且此鬼欲弟死而不能死弟，乃欲弟自觅刀绳，其伎俩亦可鄙之至，弟何惧焉！予又若与鬼言曰：尔既通文义，当知情理，吾弟如此敬尔，乃忽诱之以淫，且惧之以死，反脸无情，天良丧尽，足见尔生前有文无行，淫恶多端，天理不容，以致绝子绝孙，死后游魂无所依归，不自修省，犹思害人耳。然吾笑尔有害人之心，无害人之力，且有我在，我将以药治尔，不去则以火在鬼哭穴灸尔，不去则以针在十三穴刺尔，看尔如何当受。据弟云：鬼在腹中不时说语，似以说话为生气，弟与他人言，伊即怪弟不听伊言，更加吵闹，其音聚于耳底，竟致不辨人言。今与兄言，伊即不吵，且若静听，不知何故。予闻之暗喜，据云鬼乃教门，不许弟吃猪肉。予是晚大烹肉食，强弟大嚼；据云鬼遇饮食之馨香者，虽相隔甚远而能嗅其气味由鼻入腹；予以大蒜汁调雄黄、朱砂末，令弟先涂鼻窍而后食，鬼竟不敢复嗅，盖鬼不能饮食，惟借馨香之气味以为养，每饭肉食既为其所恶，而雄黄、朱砂又为其所畏，间有合式之馨香又不敢嗅，则失所养而鬼气亦渐衰矣。予因谓弟曰：治鬼易，治心难，妖由人兴，鬼不自作。弟读孔圣之书，而于敬鬼神而远之一语全不领略，心多妄念，致受此累，从今以后，当正其心，不可信鬼，不必惧鬼，任彼多言，弟只将心拿定，听而不闻，鬼术自穷。而予又以药治之，不愁其不消灭也。是夜予与对床而眠，先制安神定魄，扶正辟邪汤药，临卧与服，又以云汀宫保所书"天地正气"四字，每字上有两江总督朱印，向闻字能辟火，兹又以之辟邪，悬于床后。又有家藏真藏香，嘱人于弟卧床后暗暗点起，予亲视弟卧，见其小衣不去，知其为夜间不眠地也。予责之曰：我再三教汝不要惧他，汝胆怯如此，鬼安得不放肆耶。逼令尽去小衣，且令人将衣远置他处，告之曰：有我在此，保汝安眠，不必作中夜起舞之想也。先是鬼不独不许弟安眠，且诱以彻夜舞蹈，因炼笔录时有持笔手舞一法，鬼诱以如此而来仍须如此而去，实欲耗其精神也。故我言及此，是夜弟竟熟睡至辰正方觉，予亦适瘳，偶然一咳，据弟云鬼闻咳声在腹内吓得跑了三跑。予更暗喜，知予必能治之也。于是弟款留在家，暇则以言语治其心，晚则以药石治其鬼，夜夜安眠，精神渐振。然鬼无我在前仍刺刺不休，服药后较为安静，而日间尚在胸次拱胀作祟，于是另制丸药，早服三钱，午服三钱，晚则进药，鬼势渐弱。一日弟述其言曰：令兄医道虽好，但我与尔合神，必欲治我，岂非两败俱伤耶！予笑曰：伊自称文士，究竟不通，夫神藏于心，神合则心合，心合则式好无尤矣。今弟现深恶而痛疾之，心之不合甚矣，尚何合神之有？彼此说话不过借气耳，弟如能听而不闻，将气亦不能借，尚望合神耶？一日弟又述其言曰：伊连日深自悔恨，先本欲致弟命借躯壳以回生，不意百般淫诱竟不动心，真是个正经人；又遇见令兄医道高明，连鬼之情形无不灼见，真乃我前生作孽，反陷于此，进退无法，望你转恳令兄设一良法，让我离去，感激不尽。予曰：借躯壳以回生，本其不通之想，世有暴死而鬼附以生者，其精血本尚存也。今伊欲弟淫欲而死，必定精枯髓竭，所谓无用之躯壳，伊些须鬼气即能回生耶？今伊既愿去，伊从何处来仍从何处去耳，何必求予。弟又述伊答言曰：伊本从口鼻而来，今屡次欲从口鼻挣出，竟不能去奈何？予曰：清窍即不能去，浊窍亦可去，伊尚嫌秽耶？数日后弟又述其言曰：伊言令兄分咐浊窍可去，实属出路，我此时亦不嫌秽，但我屡次欲由浊窍挣出亦不能去，转恳令兄用药之中加何药品使我乘势而去，感恩无尽。予笑曰：小鬼头，敢欺我耶。夫正气旺则鬼气衰，正气衰则鬼气旺，一定之理也。今见弟正气渐旺，伊之鬼气渐衰，从前恐吓之术不行，乃为哀怜之语，骗汝以骗予，以为予即可信其言，因于药中加大黄、巴豆之类，大为攻下，冀其乘势而去，其实伊仅鬼气耳，大黄巴豆攻下有形之物，不能攻下无形之气，徒致无故攻下正气大伤，鬼气复旺，将更作祟，使予难治，伊视我为何如，乃敢如此见欺耶。小鬼头刁恶异常，我自能逐渐消磨，有如凌迟碎剐，以报其恶，将来连鬼亦不能成，尚欲何往耶？此鬼凡三变，七月以前居然文人，七月以后竟是恶人，遇予以后又似小人。予亲至弟家，将所作诗文、所供牌位一齐烧毁，嘱弟恐吓之言固不可听，哀怜之语亦不可听，总以不动心为主。伊千方百计欲动弟心，弟心动则可借气，心不动则伊不能借气，不能借人之气，鬼气自易消磨，听而不闻乃不动心之要着也。一月之中，予与弟同卧起，不时开导，加以药力，鬼气渐下不至心胸，语音渐飘不在耳底，而眠则无日不安也。九月二十日外赴清江，半月回镇，看弟光景未见大好，据云鬼见兄出门大为欢喜，以为此番准可要弟之命，在腹中颇不安静，因兄前有不去将针之言，闻有包姓针科请来用针，鬼将气拱在中腹，包姓即拱处一针，拔针之后觉气外泄，而鬼并未去，反行得意，夜间渐不安眠，精神渐觉恍惚矣。予默思治鬼原有针法，书所谓十三鬼穴一齐针是也。但此鬼已与人合而为一不能用针，前言不过恐吓之耳。不意弟不解而妄请针科，包姓又不解而妄用针法，所针又非鬼穴反为鬼所戏弄，致伤正气，正气虚则鬼气旺，所以又将作祟也。幸我早回，尚无大害，惟此故不能与弟直言，弟知即鬼知也。因慰之曰：包姓本不善针，而此鬼伎俩有限，亦无须用针大法，今我已回无虑也。弟言鬼见兄回，亦甚惧怯，现在此抱怨命运不好，无生理矣。予曰：此无耻之魍魉，不必睬他。复将弟邀住家中，仍同卧起如前，调治二十日后，鬼气渐由中腹下至少腹，语音更远而低，且不成文，意欲拱腹无力而止，初时每大解后鬼必拱闹，正气稍虚也。两月余以来转觉大解后腹中稍快，鬼气渐消也。弟亦知鬼无能为，欲回家去住，予知无反覆，听其自便，惟丸药尚逐日令服，嘱全无而后已。弟回家后亦二十余日，而后影响全无，真如凌迟碎剐，鬼不成鬼也。所服煎方不外乎气血两补兼以定魄安魂，服丸方则生熟黄精、龙骨、龙齿、虎骨、鹿胆、犀角、羚角、琥珀、朱砂，诸多宝贵灵通之品，镇心辟邪，外加桃奴、箭羽、雷丸、雄黄杀鬼之药，又以羊肉汤和丸，因鬼系教门，投其所好，又借腥膻之气以散鬼气。知弟病者鲜不以为万无痊理，乃竟为予治愈，一时以为大奇。然此病固非予不能治，非弟素不好色不能治，而非亲兄弟而甚相好者不能治，不然徒知用药，而无千万言讲说之功，与数十日同住之久，亦安能获效哉。究其受惑之原由扶乩而起，今之以扶乩惑人者甚多，能毋闻之而警惧乎。鬼之挪揄兰如，刁诈百出，变幻无穷，不能备述，此不过纪其大略而已。（李文荣《仿寓意草·卷下·兰如弟鬼病治效》）

妇科医案

转 胞

写真华秋岩内怀孕六七月，偶因下阶一跌坐地，腹中坠胀，小溲不通半日，即延予诊。予知胎气震压膀胱，亦用大剂补中益气姜枣引，一服而通。此皆用温补升提，治在中气而不在肺气也。其冬葵子或用或不用者，一则癃闭三日，以葵子引经通之；一则仅半日许，提其气而溲自行，毋烦通利也。（李文荣《仿寓意草·卷上·篆村侄治效兼及诸小溲不通治效》）

产后癃闭

吾乡钱光斗之弟妇张氏，产育用力太过，正气大伤，三日小溲不通，予用补中益气汤全方，姜枣引，加冬葵子三钱，一服而通。（李文荣《仿寓意草·卷上·篆村侄治效兼及诸小溲不通治效》）

产后胎衣不下

或问部胎产金丹用以调经可乎？曰：不可。金丹真良方也，然名曰胎产，因胎前、产后而设。其方以河车为君，佐以肉桂，取温暖畅达之意。怀孕将至足月，不复宜凉，服金丹一二丸，可以易产；产后最忌停瘀，服一二丸，可以行瘀。

予治旗营妇人，怀孕五六月忽小产，二胎不下，腹痛异常，以芎归汤下金丹一丸，不过数剂，衣胞下而腹痛止，足见为行血通瘀之品，胎前、产后实属相宜，至妇人经水不调，岂皆虚寒停瘀所致，如果过期不至，子宫虚冷，金丹可服；否则经不过期而转频数，金丹岂可服耶？至有善于滑胎，而欲以金丹保胎者，则保之适以催之，殊可笑也。（李文荣《知医必辨·论胎孕·附论胎产金丹》）

儿科医案

缺 乳

最可笑者，吾乡之小儿科，自不知书，毫无学问，不过其师传以发散、消导数方，如张子和三子养亲汤：苏子、白芥子、莱菔子，在所必传，加以羌、防、柴、葛、枳壳、腹皮、山楂、厚朴消导药十数味。再传以脉案，曰：受凉停滞。食乳相裹，防变防惊数语，遂即悬壶行道矣。每遇临症，即将师传数语立方，叮嘱人家症重不可吃乳，米饮亦不可吃，日以发散、消导与服，数日不退热，不易原方，虽十数日不退热，仍用原法，略为加减耳！其家少进米饮，则曰吃坏了。因燥药吃多，血分大亏，不能荣筋，以致抽搐，则曰此急惊也，吾早言之矣。多日不吃饱乳，且服发散，治得气微欲绝，则曰此慢惊也，吾早言之矣。直至于死，医者不悟，而受害者亦不悟，犹以为先生甚灵，彼早言矣。尤可恨者，有拂惊之妇人，毫无传授，妄行作孽，其儿并无惊，实因误药，气血已虚，往往一拂而死。夫喜、怒、忧、思、悲、恐、惊，惊乃七情之病，必因惊吓而后起，岂有因外感而成惊者乎？

我辈方脉，不看幼科，然因方脉而救小儿者不少。

如曹耕之之孙女，某幼科治之将死，遂请拂惊老妇，余

再三劝止，嘱令止药，吃乳食粥，数日全愈。（李文荣《知医必辨·杂论》）

韦廷璋次子，甫生八月，偶因外感发热不退，某医肆用发散，不许吃乳以及米饮，延至多日，看看待毙，乃回绝不治。适予至伊家有事，廷璋向予求救。予以手指探其口，尚裹予指，知将饿死，乃伪曰我有妙方，能救此儿，但先须吃乳。其家谓已将断气，何能吃乳？予断以必能吃乳，但须其母上床以乳就之耳！其母依言，以乳就之，果然能吃，且吃不少，乳后安睡。予告以今夜且不必服药，明早我来进药可也。次早往视，儿夜间吃乳不少，且得安眠，似已全愈。伊家问药，笑应之曰：予有何药，仍吃乳耳！此儿有病多日，过服发散、消导，有何外感？有何停滞？又不许吃乳，直饿死耳！而不死者，殆与我前世有缘也。其家感激，强将其子寄我名下，予亦听之。（李文荣《知医必辨·杂论》）

又在蒋姓家诊病，其家顺以小儿药方请教。予看脉案，痰喘声如拉锯，药甚厉害。予问小儿何在？奶妈现抱在予旁，并无拉锯之声，惟神气甚弱耳！予稍为诊脉，曰：此发散、消导太过，想必又不许吃乳，乃虚痰耳！速宜进乳，不必服药。其家依言，数日全愈矣。（李文荣《知医必辨·杂论》）

怪　症

徐某予季秩兄之亲也。予初诊病，兄荐予至徐家诊其子之病，予至其家，见其子始八九岁，立于大厨之榻床上，以手敲厨环连连不住，貌甚清秀，面无病容。予问何病？其父谓敲厨环即病也。予笑而不解，其父曰：且请少坐，还有病来。予见桌上有一方，药三味，芫花、牵牛、大戟，乃张在韶之方也。亦初看未服，忽然声音，其子跌倒在床，旋又扒起将身弯倒头面，出于两脚后，片刻忽又跌倒，扒起身往后弯头面出两脚前，中腹挺起如桥，亦片刻忽又跌倒，扒起仍靠厨敲环，据其父云前幻象甚多，连日变此样耳。恳赐治法，予曰：此冤孽病也，想此子前生乃教戏法之师父，因教小儿，至于伤命，今此小儿来报冤耳。不然此等翻跟头学且难能，何自然而无苦耶？问其眠食如常，惟起床后则有如许异样，盖小鬼头力量有限，尚不能致人于死，全靠医家妄用攻下，伤其正气，乃能索命耳。以后断勿服药，惟多为超度，可望解结也。隔数日遇其父问令郎愈否？则曰：连日不翻跟头，逐日打聊叉矣。又隔多日，见其父问连日如何？则曰：连日不复打聊叉，起床即逼人将伊倒竖，只得将椅靠板壁，将伊头向下脚向上倒竖起来，从朝至暮，并不难过，且要剪子剪纸作人为乐，惟饮食需人喂之，至晚则安眠如故。予曰：此真冤孽光景，尚不至死，何不请高僧放焰口以解释之。时竹林寺恒赞大和尚颇有道行，予嘱令亲往拜请，又数十日遇其父问令郎如何，伊笑对曰：先生真多情人，小儿不过蒙诊一次，而月余来见面必问，可谓难得，今告先生小儿全愈矣。问何以愈？则竹林寺大和尚放焰口之后，一日忽然而愈。此症予初诊病，阅历未深，未敢妄治，而犹记之者，一以见病之奇，一以见冤冤相报，择术不可不慎也。予从来不信释教，自行医后常见鬼神邪祟致成疯魔之病，治无不效，而必嘱服药时放焰口一台，无不即愈，乃知鬼需冥资，竟非诬也。徐父已死，徐子现存，住花巷内。予曾见之，念书未成，年将半百，大有呆形，全非幼少时清秀之貌矣。（李文荣《仿寓

意草·卷下·徐氏子怪症》）

　　郭秉和嗜鸦片烟，其瘾甚大，忽诣予求戒。予思烟瘾甚怪，书称诸怪病皆属于痰，痰病求之不得则属于虫，五脏之中，为虫所据，则精神血气皆不能自主，而听虫所为，烟瘾之怪虫为之也。诸病从虚而入，诸虫亦从虚而生。五脏之中何脏为虚，则烟毒先入，而虫亦先生，故同此吃烟，而瘾之来也迥不相同，或神疲呵欠，或腹痛异常，或时欲大解，或精泄如溺，种种不一，大抵何脏生虫则现何脏之病，至其时虫欲得烟，其瘾乃至，今欲戒烟，非治虫不可，而欲治虫，非兼补其虚不可。郭兄之瘾来时即屡欲大解，中气肾气皆虚。于是以补中益气合补阴益气，每日作大剂与服，另治药末，用贯众、雷丸、芜荑、鹤虱、苦楝、锡灰、槟榔、榧实、粟壳诸多杀虫之药，稍加烟灰为引，沙糖调服，命于瘾初到时仍吃烟一二口，使虫头皆已向上，即将末药调服，虫食而甘之，而不知其杀之也。伊本服烟二十四口，如法服三日即减去一半，又三日仅余于每早四口，粪后逐日下碎黑虫，细小而多。十数日早上四口总不能免，复请予商酌，予曰：既如此有效，有何酌改，想虫根未尽耳，子姑待之。又十余日，伊忽欣然来告曰：我早上四口烟亦戒矣。问何故？曰：余昨大解后似有物堵塞肛门，极力努挣，突出而下，视之如一小胞衣，破之则皆碎虫也。一时传闻皆以为奇，后有瘾小者，以所余末药如法服之，连治二人，此数年前事也。近日吃烟者更多，求戒者绝少，即郭秉和亦仍吃烟矣。嗟乎！我欲活人，而人皆求死，奈之何哉！

　　此嘉庆二十年前事，鸦片烟初本二三换，后忽贵至十换，郭姓本不甚有余，竟吃不起，所以求戒；后烟渐贱，所以复吃。三十五六年来烟贱至半换，吃烟者十有三四，到处烟馆，虽卖菜佣挑浆老亦多吃烟，下至乞丐辈亦吃烟，既穷且病，甚至于死，而皆不悔哀哉。（李文荣《仿寓意草·卷下·郭秉和戒烟治效》）

外科医案

斑

杭州进士吴晴椒宰丹徒，其夫人忽得异疾，每于梳头后胸乳间发紫斑，心中难过之至，约一二时许斑消心定，十余日不愈。乃请予诊，予问何不早梳头？曰：早梳亦然？何不迟梳头？曰：迟梳亦然。会迟至申酉梳头亦无不然，第惟不梳头耳。诊其脉皆沉象，两关按之则左弦数而右滑数，予曰：此脾气也，而兼乎肝。左沉弦而数者，肝气郁而肝阴亏也；右沉滑而数者，脾气郁而湿热不宣也。夫脾主健运，肝主条达，今皆以郁故土受木制，湿热亦郁于脾而不化。脾主四肢，梳头则两手皆举，而脾气上升，湿热随之而升，故心胃之部外则发斑，内则难过，梳头之后手下垂，而脾气亦下，湿热仍归于脾，不复上扰，故病象暂退，而根未拔也。所幸湿热不重，只须和其肝脾，开其郁结，透其湿热，病自退矣。予进以补阴益气煎，以熟地平肝，以山药健脾，以柴胡疏肝，以升麻苏脾，以陈皮、甘草、当归调和其中，一服而愈，再进二服以善后，永不发矣。（李文荣《仿寓意草·卷下·丹徒县吴晴椒内治效》）

五官科医案

眼 病

李楚生三兄患目，二目皆病，左目尤甚，红痛异常，瞑不能开，勉强开之，盲无所见，头痛难忍，亦左为甚，尤可怪者，大渴欲饮，每日饮浓茶十大碗。蔡医以白虎汤投之，石膏每剂一两许，愈服愈渴，数剂后浓茶加至三十大碗，饮食不思，神烦不寐，终日终夜饮茶而已，两月有余，困顿已甚，乃延予诊。脉皆弦数而大，而右关数疾之中尤欠和柔，予笑曰：此白虎汤症也。白虎汤乃伤寒时邪，胃有实热，大渴欲冷饮症所用。今因患目而渴，饮欲热饮，不欲冷饮，乃素嗜浓茶，克伐胃气，胃液干枯，求饮滋润，而其实润之者乃更伤之，故愈饮愈渴。彼石膏辈能治实热，不能治虚热，本草载虚人禁用，恐伐胃气，彼庸者不知，以为渴饮则当用石膏，而不知外感内伤有天渊之别，热饮冷饮有毫厘千里之分，率意妄投，不独损人之目，即损人之命不难也。其仲兄乃秀才也，问曰：闻目属肝，何患目而胃病如此？予笑曰：肝开窍于目，夫人而知之；乙癸同源，肝亏则肾亏，亦夫人而知之；不知五脏六腑十二经脉三百六十五络其血气皆禀受于脾土，上贯于目而为明，故脾虚则五脏之精气皆失，所使不能归明于目矣。以脾与胃相表里而为胃行精液，胃主降脾主升，胃降然后脾升，饮食入胃，游溢精气，下输于脾，然后脾气散精而上输于肺也。今胃汁干枯，胃气不降，脾有何精液可升，尚能归明于目哉！况病者肝肾本亏，肾不养肝，肝虚生热，热盛生风，以久虚之胃，木火乘之，故不独燥热难堪，饮不解渴，且胃无和气，直致饮食不思，胃不和则卧不安，故夜不能寐也。至目痛自属肝火，头痛自属肝风，而今欲治之，必先救胃，救胃必先戒茶，然后大养胃阴，并养肝肾。胃喜清和，得滋润而气自能降；木虚枯燥，得涵濡而火自能平；火平则风息，眼无火不病，头无风不疼，如此调治，症虽险无虞也。病者虑茶不能戒，予曰：非戒饮也，特戒茶耳。于是以菊花、桑叶代茶，而先投以养胃阴扶胃气重剂，十日后即不思饮茶。然后兼调肝肾，并或清肺以滋生水之源，或清心以泻肝家之热，千方百计，乃得渐痊。二年后其尊人亦得目病，蔡医以为能治，不必延予，而一目瞽矣。

（李文荣《仿寓意草·卷下·李楚生眼病治效》）

鼻　渊

张瑞郊大兄，予世交也。忽得鼻渊症，伊家常延徐医，因请调治两月有余，浊涕浓臭不减，更增鼻塞不通，头昏而痛，徐医自称所用之药，皆古人鼻渊治法，查书可证，奈此症最难治耳。张大兄不得已来就予诊，情形恍惚，予诊脉毕谓之曰：症非难治，但治不得法耳。初诊立方，令服药三帖，鼻涕大减，鼻全不塞，头不昏痛；再诊原方加减，令服七帖，竟全愈矣。照方令加二十倍，熬膏常服，以杜后患。有伊友问予曰：他人医两月余无效，而加病，老翁一见以为无难，一二诊而果全愈，何其神也。予笑应之曰：此非足下所知也，行医必知古方，不知古方有合用者，有不合用者，全在医有灵机，不可泥古也。况鼻渊一症，古方全不合用，予向过浒关适有总办张姓正患鼻渊，诸医不效，托总库黄拙安恳予诊治，予阅所服之方，无非泥古法者。盖古方治此症，大抵用辛夷、苍耳辈通脑之药，殊不思《内经》云：胆移热于脑，则心颁鼻渊。今不知治热之来路，惟用辛热之药上通于脑，脑愈热而臭涕愈多，日久脑虚，头昏头痛所由来也。治不得效，甚有谓之脑寒者，经明云胆移热于脑，何得谓之寒。夫鼻渊由脑热而来，脑热由胆热所致，只须凉胆，使无热可移于脑，脑虽有余，热自由浊涕而去，何愁病之不愈哉！予竟将此理开于脉案，方用犀角地黄汤，以羚角易犀角，清补肝胆。盖胆在肝短叶之下，相为表里，清胆必先清肝，甲乙皆得所养，则不生火而热自清。再合温胆汤，重用竹茹兼清肺胃以化痰，药煎成后入猪胆汁少许以为引，一药得效，数服全愈。今治张兄之病，予若不思而得者，盖有成竹在胸也。其友闻之，称拜服而去。（李文荣《仿寓意草·卷下·缸瓦厂张大兄鼻渊治效》）

牙　痛

吾友赵义之牙痛缠绵月余不已，忽诣予要方，诊其脉左关尺数，以六味地黄汤加升麻三分、柴胡五分，与之曰：此药服后未免更痛，然片刻即止矣。次日告予，昨服药而卧，忽然痛不可忍，急得骂汝，后竟安寐，天明不知牙痛之何往矣。药既对症，又多此一痛者何也？予曰：齿乃骨之余，而肾主骨，足下肾水太亏，肾火上浮，而为牙痛，故用六味全剂补之泻之。然其浮于齿牙之热，不能下降至肾也，不若用升柴以透之，升透之时未免较痛，然所用无几，痛亦无几，而补泻之力甚大，阴能潜阳，火不复上作痛，且得安寐也。义之兄本通医，闻之拜服。后予以此方治肾虚牙痛者，无不

立效，更胜于玉女煎。（李文荣《仿寓意草·卷上·牙痛治效》）

甥婿刘桐村，嗜酒成牙痛症，痛则牵引至额，以至颠顶，一月数发，痛不可忍。予曰：面额属阳明，牙龈属阳明，齿属肾，厥少阴会于颠顶，此湿热太重，蕴积于胃，兼伤肝肾之阴。以景岳玉女煎加西茵陈三钱，嘱服七剂，且嘱节饮，可以不发。伊一服即愈，因思不能戒酒，不若将此方多服，竟服至二十余剂，后竟永不复发。（李文荣《仿寓意草·卷上·牙痛治效》）

武生盖七下牙床作痒，至不能受，不瘥者累日矣。偶值予求治，予笑曰：此大肠风也。上牙床属足阳明胃，下牙床属手阳明大肠，大肠有积热，热生风，风生痒。问大便结否？曰：结甚。以调胃承气小其制，加生地、槐花、荆芥、防风，与之一药，得大解畅行而愈。（李文荣《仿寓意草·卷上·牙痛治效》）

喑　哑

药有甚贵，宜于人有益而反有损者，人参是也。据《本草》人参能回元气于无何有之乡，于是富贵之加，病至莫救，无不服参者，奈十难救一。盖参虽补气，必得人有气而弱，可以补救；若气至无何有，人参何能为无气之人生出气来耶？然此不过无益而已，而更有损者，何也？富贵之人，骄奢之性，淫欲不节，自谓体虚，初病即欲服参，庸工无识，意进。

予至亲丁吴氏，肺热音哑，某医顺病患之意，人参服之数两，而更无音。乃延予诊，嘱以停参，进泻白散数服而愈。（李文荣《知医必辨·杂论》）

知医必辨

〔清〕李文荣

自 序

余虽稍知医道，实儒生也。儒者佩圣门之训，一言必慎，敢好辨哉！虽然，医不至于杀人，不辨可也；医杀人而予不知，不辨可也；杀人在一时，而不至流毒后世，即不辨犹可也。奈今之医者，并不知医，惟知求利，草菅人命，恬不为怪；即或稍有涉猎，而偏之为害，更甚他医。殊不知自昔医书，惟汉仲景《伤寒论》审证施治，无偏无倚，为医之圣。后世自晋叔和以下，无不有偏。迨至金元间，刘、张、朱、李，称为四大家，医道愈彰，而其偏愈甚。河间主用凉，丹溪主养阴，东垣主温补。洁古为东垣之师，想因道传高第，未另立书。下此前明王、薛、张、冯，亦称为四大家，大率师东垣之论，偏于温补，而张景岳则尤其偏焉者也！其实《新方八阵》何尝尽用温补，而其立说则必以温补为归。后人不辨，未免为其所误耳！果医者细心参酌，遇热症则用河间，遇阴亏则用丹溪，遇脾虚则用东垣，遇虚寒则用景岳，何书不可读？何至咎景岳之误人哉！无如今之医者，皆知有《景岳全书》，而未究全书，止得其一二温补方，遂奉为家传秘法，以致戕人性命，甚且自戕。其后起者，因而不改。余家后人，设不知明辨，安知不亦害人而自害哉！至于吴又可《温疫论》，本不成书，稍有知识，何至受害？无如竟有无知者，以为独得之奇，杀人无数；且更传徒，互相标榜，其害更甚于偏主景岳者。《内经》垂训：无实实，无虚虚，无遗人祸殃。此其祸殃为何如？若不急急明辨之，于圣门慎言之训则得矣，而何以遂吾济世之初心，且何以正吾后人之学术哉？然则，予岂好辨哉，予不得已也！

时道光二十八年春三月如眉老人自序于含饴堂

再自序

有友来予斋，见《知医必辨》，遍阅之，而以为明白晓畅，有益于人，力劝其再增十数篇，可以付梓传世。予曰：医不通，而抄袭成文，妄灾梨枣，沽名钓誉恶习，最为可恶，予岂为之？今予所作，不过为教训后人而设，意求清醒，明白若话，使子若孙一览而知而已！若以付梓，则文多鄙俚，贻笑方家。此不可者一也。论中语多伤时，庸工所忌。设使若辈见予论，而幡然改悔，则不独有济于世，而先有益于医；无如今之人，刚愎者多，虚心者少，徒增怨毒而已！此不可者二也。且既付梓，难免流传他方，他方之医，未必尽善，而其习气未必如吾乡，见吾书者，或以为异，谓吾处并无如此戕人者，要此何用？或且菲薄润色，医理不通，予为此邦之人，亦复何光耶？此不可者三也。且今不通之辈，不讲医而讲术，呼朋引类，互相标榜，杀人而不动心。我生之初，所见老辈，并无此恶习也。此嘉言先生所谓生民之扼运，乃致医道中叠生鬼蜮耳！过此以往，或扼运已终，若辈将尽，后起者能真讲岐黄，不蹈恶习，吾书又安所用之？此不可者四也。友曰：听子之言，反复辨论，皆有至理，竟以不付梓为是，然子之好辨殊难辞也。予笑应之曰：予岂好辨哉，予不得已也！

时道光二十九年岁次己酉春正月再序于含饴堂之秋水轩时年七十有八

合论诸书之得失以示初学之从违四条

《内经》，即古三坟之书也。书之古，无有古于《内经》者，或疑有后人粉饰，未尝无因。盖古书不独无今之刻本，且无笔无纸，不过韦编竹简刻划而成，其成书甚难，其传书必不多。列国时，惟楚左史倚相得而读之，聪明颖悟，岂无他人？奈书不易得，故读者甚少也。其时秦多良医，如和，如缓，岂有未读《灵》《素》者？则秦必有之，始皇焚书，而不焚医书，故《内经》尚存，惟是代远年湮，必多残缺。韦编之绝，圣人之学《易》且然，而谓《内经》之竹简，能久而完全乎？秦之后，楚汉分争，谁复能修理《内经》者？迨文景之世，汉已治平，大儒辈出，必取《内经》修明之。今阅全书，颇有汉文气味，必非岐黄之原文。然如《素问》所言五运六气，宏深奥妙，《灵枢》所言经络穴道，缕析条分，实秘笈之灵文，非神灵其孰能知之？今学医者，不必读尽全书，如岐黄问答，尽可删去，只取其切要之句，牢牢记之，临症引经施治，自然有靠。吾故曰：庵之《类纂》、士材之《知要》，足以致用也。

仲景先师作《伤寒论》，时在后汉，已有蒙恬之笔、蔡侯之纸，无庸刻竹，成书较易。然其时蔡纸不多，尚有缣帛，三都赋成，洛阳纸贵；虽汉阳太守，成书一部，已属非易。不同今日之刻本，但得一部，即化为千百部而无难也。故其书十六卷，至晋时已亡其《卒病》六卷，至今莫之能见。然即观十卷中之一百十三方，攻补寒热，无所不备，已应用不穷。后世方书，盈千累万，不能出其范围。学人能于仲景之方，精心探索，自然左右逢源，其他医书可看不可看也。多集方书，始于唐王焘《外台秘要》。其方往往不合时宜，如茯苓饮一方，可以古今通用者甚少，故曰可看不可看也。

医书之不能无疑者，莫如扁鹊之《难经》。扁鹊，渤海郡人也，姓秦氏，字越人，所居地为卢，故又曰卢医。《史记》称其遇长桑君，授以禁方，饮上池水，视病尽见五脏症结，特以诊脉为名。在晋视赵简子，在虢视虢太子，在齐视桓侯，皆一望而知。在赵贵妇人为带下医，在周爱老人为耳目痹医，在秦爱小儿为小儿医。传记甚详，并未言有《难经》传世。至仲景先师作《伤寒论》，惟本《内经》，亦未尝用《难经》，谓为扁鹊之书，殊可疑也。且有可疑者，病机千变万化，而《难经》止八十一难，何能包括？且其一难至二十一难，皆言脉；二十二难至二十九难，论经络流注、奇经之行及病之吉凶；三十难至四十三难，言荣卫三焦脏腑肠胃；四十四、五难，言七冲门；四十六、七难，言老幼瘰寐、气血盛衰，言人面耐寒见阴阳之走会；四十八难至六十一难，言脉候病态，伤寒杂病之别，继以望闻问切而能事毕矣；六十二难至八十一难，皆言脏腑荥腧用针补泻之法。然则其有益于方脉者，止六十一难耳，何足以尽病情乎？且其论大率本乎《内经》，既有《内经》之详，何取《难经》之略？其中亦有与《内经》不合者，人将从《内经》乎？抑从《难经》乎？更可疑者，四十四难论七冲门，会厌为吸门，胃为贲门，太仓下口为幽门，大小肠会为阑门，下极为魄门；而先之以唇为飞门，齿为户门，此二门有何意味？似乎凑数而已！三十五难以小肠为赤肠，大肠为白肠，胆为青肠，胃为黄肠，膀胱为黑肠，以五色为五肠，有非肠而以为肠者，似乎新奇，而实无用。扁鹊神医，似不应有此凑数之文与无用之论。考汉晋六朝以前，无称越人著《难经》者，至《隋唐书·经籍·艺文志》始有《难经》，其真扁鹊之书耶？抑后人之假托耶？好在其书无几，一览无余。学人究以《内经》为主，《难经》则参看而节取之，亦无不可也。

学医之道，神圣之书，不可不读，后世之书，不必多看。唐许嗣宗医理甚精，而不肯著书，谓医者意也，可意会而不可言传。其好著书者，虽有切当，不过窃神圣之经而敷衍之，其别出心裁者，往往有偏僻之弊。如王叔和《脉经》，自以为仲景之徒矣，而后人之批驳者不少。至今人所推尊者，以金元间刘、张、朱、李为四大家。以刘为首，其《原病式》果有发挥，不可不看，然偏于用凉，不能辞也。张氏无书。朱则偏于养阴。李则偏于温补。东垣《脾胃论》，实有至理，其补中益气汤，实开千古不传之秘，应用无穷。惟其论病，无论何症，皆附会为脾胃之故，人之五脏六腑，岂无自病其经者？且尽如其论，丹溪养阴之书可废，乃今人之阴亏者十有六七，补土克水，岂尽健脾所能治耶？且脾胃亦当有分，脾为阴土，宜于香燥，胃为阳土，宜于清通；其性不同，治当有别，浑而言之，殊欠明晰。然则四大家之书，尚难尽信，何况下此者乎！四大家书，惟河间鲜有传其道者，殆用凉太过，难于获效乎！刘完素医道虽高，未免有术，如自称尝梦二道士，饮似仙酒，醒时犹有酒味，从此医理精通。此不过欲仿扁鹊遇长桑君故事，自炫以动人耳目。不然完素自病伤寒，八日不食，不能自治，反需张洁古救之，何仙传能救人而不能自救耶？足见行道而兼行术矣。洁古作药注，草稿始立，未及成书，言论往往见于《难经》，而其道则东垣传之。丹溪则有高弟戴元礼克传其道，明太祖服其药，称为仁义人也。其道不用新奇，病无不治，足见师传之有法。惟后人假其名，而著《证治要诀》，其书太简亦太浅，若辈只知假名获利，而不知反为名家之累也。东垣传徒甚多，王海藏、罗谦甫其尤著者也。厥后薛立斋独宗之。薛氏著书最多，如《十六种》，如《薛氏医案》，大旨以温补脾胃为主。张景岳最重薛氏，其偏于温补所自来也。吾尝阅《薛氏医案》，其书不止盈尺，其症几于千万，一男子，一妇人，一小儿，一页可纪数症，言之不详，徒令阅者繁多难记。此真薛氏所诊者耶？抑薛氏悬拟者耶？

自予见喻西昌《寓意草》，乃叹此真足称为医案，其议论详明透彻，真足益人神智。虽王肯堂《证治准绳》，论颇持正，医案不少，亦不能希冀喻氏。此予所以拜服西昌，而其他医案置之不论也。若夫《冯氏锦囊》，乃三折肱于医道者，其书平正通达，先幼科，后方脉，且有至理；妇科、外科，无所不备，即痘科亦讲求精切，非今之幼科徒知用大黄凉药者，所能望见。予尝救痘症数人，得力于《锦囊》也。喻氏而外，冯氏最善，其书不可不看。

他如士材之书《医宗必读》，虽名不及四大家，而其书颇有益于医道，亦不可不看。再如《东医宝鉴》，虽外夷之书，而内景、外形，本乎《内经》，足备参考。其症治分门别类，甚属详明。如邪祟一门，有中国所不及载者。方虽繁杂，听人择取，适可临症备查，亦不可不看。总之，医书汗牛充栋，何能尽阅？即吾家医书不少，初学亦难尽阅。然果能于吾诸论所引之书，遍观而尽识，已胜于时下之空空，可以出而济世矣。

至书有徒美其名而不足济者，如生生子《赤水元珠》，似多元妙，其实人云亦云，平平无奇。其书盈尺，等于《锦囊》，以工夫看此，不如看冯氏矣。如《石室秘录》，冒陈眉公之名，假托乩方，黄帝、岐伯、雷公、扁鹊、仲景、华佗，纷来踏至，日日到坛，有是理乎？其方皆袭成方，而重其分量，一方用之数斤，以为奇异，以为仙方，有是理乎？虽其治法间有可取，而其方何可用乎？孟子曰：尽信书，则不如无书。此之谓矣。

是故予所立论，何能明医道之十一，但前人往往有欺人者，予一生不受人欺，不得不明辨之，以示我后人，故特立篇名曰《知医必辨》。

论读医书之难

甚哉！读书之难，无过于医书矣。我辈学文，必先读书，所读不外于十三经。其书皆圣贤删定，无敢改易，即后贤注释，间有不同，不至过于差谬，况有钦定《十三经注疏》，果能诵习，即是通人，虽外有诸子，不过以供博雅，不能惑乱所宗主也。乃若医者，自神农时先师祖僦贷季造《上经》，今仅存七十字，喻西昌虽注释之，已不足用矣，自当以轩岐《内经》为宗主。其书精深奥妙，非圣贤不能创作，后学本难领会。唐王太仆，讳冰，号启元子，始有撰注，加以宋高保衡、林亿辈补注。学人从此究心，临症时引经断症，可以无误。乃自成无己另为注释，从此注《内经》者又增十数家，勉强增易，其意不过攀龙附骥，借此传名，其实未必善于王注，徒令后学无所适从。

至后汉张仲景先师，天生医中圣人。其《伤寒论》三百九十七法，一百一十三方，实为医方之祖。后世医方，不可以数计，而总不能出其范围。惟其书文义古奥，不易明通，必有资于注释。乃自成无己注释后，接踵者几至百家，议见多歧，有如聚讼，徒乱人意。予读至喻氏《尚论篇》，以为明白晓畅矣。乃见柯氏三书，彼又以喻氏为歧说，意在菲薄前人，则后来居上。其实柯氏实不及喻氏，即其书不以六经名篇，而以症名篇，自觉得仲景心法，然乎否乎？

予以为，《内经》竟以王注为主，我辈诊病，非同考据。每诊一症，但有经文一二句可靠，即可无讹，惟在《内经》

要语能熟记耳！近如李士材《内经知要》、汪讱庵《灵素类纂》，果能熟读，尽觳诊病。如看注疏，近有薛一瓢《医经原旨》，以王注为主，间有采择各家，兼有案说，可谓尽善。至《伤寒论》究以喻嘉言《尚论篇》为善，其书深入显出，非天人交尽者不能。必要参看各家，则有本朝《医宗金鉴》，以成注为主，而各家可取者，无不备载。果能考核，即是通医，亦不必泛求注疏也。我辈作文，责简练以为揣摩，学医亦如之。安见难读者，不几于易读哉？

论诊病须知四诊

　　诊病之法，无过于望、闻、问、切，所谓四诊也。此四字无人不知，果得其法，病无不治。而医多差误者，口能言之，而心不能得，手不能应也。其中奥妙，本难尽言，然初学诊病，果能得其大略，临症留心，久之纯熟，自然触手成春。

　　第一曰望。望者，望其色也。凡人五官，应乎五脏：目为肝窍，鼻为肺窍，耳为肾窍，口为脾窍，心开窍于舌，又心寄窍于耳。病在何官，即可知其在何脏矣。又五色配乎五脏：白属肺，赤属心，黑属肾，青属肝，黄属脾。面现于色，又可推及五脏矣。面部多属阳明，左颧属肝，右颧属肺。色有不当现而现者，可推而知脏腑之受克于何脏矣。凡此变化，言不能穷，而总以五行之生克推之，自然有得。昔扁鹊见齐侯，一望而知其病在腠理；又五日，而知其病在血脉；又五日，而知其病在肠胃；又五日，而知其病皆在髓。望之时义大矣哉！今人虽不敢希古神医，而气色之现于面者，未尝不可望而知也。至望其舌，尤属紧要。盖病在脏腑，医非卢扁，何能视见？而有可见者，除二便外，则舌为要。舌之可推测者最多。《伤寒舌鉴》三十六舌，不可不晓。《张氏医通》加至一百二十舌，其绘图大半以苔之裂纹为辨，以为精详，实多造作，徒乱人意耳！予以为看舌之道，先看其有苔无苔。舌赤无苔，阴亏已极；两旁有苔，中心无苔，有似红沟，亦属阴亏。薄薄苔痕，平人之舌。若苔厚则胃有停滞，白则夹寒，黄则夹热，板则邪滞未化，腐则邪滞渐化。苔如米粉，邪滞甚重，在时邪门，虽白而干，可以用下。然又必观其堆之松紧，紧则为实；松又为虚，有用补而退者。舌苔焦色，属热所致。苔之全黑，火极似水，非下不可。然必审其燥与润，燥生芒刺，热重无疑；若黑而润，绝不烦渴，反属火不归原，急宜桂、附回阳，稍进寒凉，则必殒命，此看舌之重在苔也。至于舌乃心之苗，脾脉连舌本，肾脉夹舌本，肝脉绕舌本。舌本红，属阴虚内热；舌尖红，属心火；舌本红肿或破碎疼痛，属心脾积热；舌强，属痰热；舌卷，属肝气欲绝；舌不能言，属肾气不至。此类由脏而发者居多，全在乎望之详审，则望舌不诚要哉？

第二曰闻。诊病可闻而知者较少，然不可不辨也。外感声多壮厉，内伤声多怯弱。闻呼吸而辨其调否？闻鼻息而辨其利否？床帐内有病气，知其邪之深；床帐内无病气，知其邪之浅。语言舛错，恐其邪之伏；语言清白，恐仅内之伤。哼声不止，恐疼痛之难禁；急惰懒言，恐形神之交惫。此皆闻之不可忽者也。

第三曰问。尤不可不细。问其寒热与否；问其有汗与否；问其头疼、身痛与否；问其大解闭否；问其大便之或燥或稀或溏，并问解出之热否臭否；问其小溲之利否、多否少否；问其溲色之或白或黄或赤，并问溲出之热否臭否、清否浊否；问其夜尚能寐否；问其饮下之甘否，饥否吐否？问其胸胃之闷否；问其腹之痛否。痛而拒按属实，轻则消导，重则攻下；虽痛喜按属虚，或宜温通，甚宜温补。问其口中干渴否；渴欲饮否；饮欲热否；饮欲冷否；邪热作渴，必然欲饮。阴虚内热，渴不欲饮。问其有汗与否；汗出退热否；邪从汗解，得汗热退，或退不净，再汗即净。阴虚发热，虽汗不解，屡发其汗，而热转甚。此非问不得而知也。而更有不得不问者，问其人向有旧疾否，或向有肝气，或向有血症。发散之药性属辛温，太过则肝气因之而发；消导之药性多香燥，太过则吐红便血之恙因之而发；外感未去，内伤加增，医者何以处此？况病情甚多，凡有旧疾，必先细细问明，用药兼顾，早为监制。问而知之谓之工，不诚然乎！

若夫第四曰切，尤四诊中之最要者。学人须将二十七脉细细推敲，《濒湖脉诀》熟熟记诵，诸名家论症必论脉，多多考验。临症时心平气静，先以中指按定关脉，掌后高骨谓关也，乃齐下前、后二指，是为三部脉；前指按关前寸部也，后指按关后尺部也。先浮按，次中按，次重按；每部各浮、中、沉三诊，合为九候。毋庸以二十七脉来寻病脉，而病患自然现出何脉。大抵浮、沉、迟、数，其象易明；洪、微、弦、滑，亦尚可晓；其余脉象，初学不易推求，然久熟贯串，自能领会。虽仲景先师，谓心中了了，指下难明，正要人细心领会耳！不然脉之不知，何能诊病耶？至于何脉主何病，有独见者，有兼见者，有三四见者。如伤寒脉必浮而兼紧，伤风脉必浮而兼缓，风寒化热脉必浮而兼数，由热生痰脉必数而兼滑。又如肝病脉必弦，有热必兼数，犯胃生痰必弦数而兼滑。凡病可从此类推。至于独大、独小、独数、独弦，更可以寻病之所在。或脉本六阳，阴必先亏；或脉本六阴，阳先不足。用药另有斟酌。病虽变幻无穷，总不外乎五脏六腑，三部九候果能无差，自能按经施治。予论虽言大略，而学人从此入门，加以工夫考校，何患医道之不明哉？

论《景岳全书》

张景岳先生，博览岐黄，定为《全书》。分门别类，可谓周详，文笔亦极畅达，可谓医中之通人，非吴又可辈浅率粗疏，所能望见于万一也。惜乎偏于温补，往往误人。夫天以阴阳化生万物，《内经》亦云"阴平阳秘，精神乃治"，阴阳之不可偏废也明矣。乃其书专重补阳，至引陶弘景说"阳气一分不尽不死"为说。不知此乃陶君学仙之说，非谓医也。其下联云：阴气一分不尽不仙。然则人尽可阴气全无耶？夫阴生阳，阳生阴；孤阴不生，独阳不长。理之常也。彼异端邪说，何可用以济世？且宏景之论果信，彼山中修炼，想应重浊之阴尽去，清轻之阳独全，必能飞升仙去，何以《梁书》纪其卒时不过八十一岁？今人并不修炼，而寿过陶君者甚多。其说尚足信耶？而景岳且欲宗其说以寿世，用药必偏于温，岂不惑欤？

尤可异者，景岳称阳药为君子，阴药为小人。夫神农尝百草，上、中、下三品约三百味，其中阴药多于阳药，神农岂重小人者耶？且其《新方八阵》，亦颇用阴药。如五阴煎，无一非以阴药为君；其他方，归、地尤所常用。岂景岳亦爱用小人耶？至论吐血一症，专主薛氏，以为吃童便百无一死，吃凉药百无一生。夫当火性上炎，吐血鲜红涌出不止，此时犹执引火归原之说，以桂、附投之，岂不火上浇油耶？予曾见南门王姓者，得吐血症，某医用景岳治法，遂狂吐不止，直至血尽而亡。又见有张氏子得吐血症，某医仍用景岳法，仅服一剂，大吐不止。予见尚可救急，以犀角地黄大剂投之，连服四剂而愈，今已二十年，并未复发。吃凉药者百无一生，信乎否乎？在景岳高手，即或有误，必能自救其偏。而今人如执其说，其不至于杀人者鲜矣！

至景岳尚论前人，专驳河间、丹溪。夫河间《原病式》专主用寒，实未免于偏；丹溪谓一水能胜二火，专主养阴，不善学人，亦未免偏胜之弊，景岳议之可也。然不自知其偏于温补，凡论一症，必归到温补，即实系阴虚发热、脉数等症；又以为假热假数，或又抱定甘温能退大热，谓语出东垣，必然无误，多方曲诱，必要人学其温补而后已。此其偏之为害，不更甚于刘、朱二公耶？

尝见我辈中有宗景岳者，得其参附理阴煎一方，以为阴阳互用、气血双补，又有可加麻、桂之论，虽外感可以攻补并用，于是奉为秘方。适赴金河考试，曾以此治好一人，于是相传某氏出一名医，而其人亦遂业医悬壶，凡遇疑难症，每投是方，不意渐多不效，甚且遗人祸殃，乃改用果子药，有责以不用重剂者，则仍以参附理阴应之，而终无金河之效矣。然其僻性，终身不改，后其家有病时邪者，以此投之，发黄而死。景岳之误人，岂不甚哉！虽然此非景岳之误人，亦其人之不善学而自误耳！参附理阴煎实系名方，用之得当，实有大效，予治李耀西子，用至十余剂，几于起死回生，仿《寓意草》有案可证。

药不执方，相宜而用。温凉攻补，用之得当，无非救人；用之不当，无非杀人。景岳专于温补，似乎人能学之，医无余蕴矣，此则《景岳全书》之过。吾家向有此书，予知其善而惜其偏，曾遍阅而驳正之，惜夷乱失落。后人有学医者，此书不可不读，特为买补。但知医而不知有《景岳全书》不可，知景岳而不知偏于温补之害不可。予老矣！不能复为驳正。读景岳者，先观此诊，后阅《全书》，将知其善而不受其害，于医道其庶几乎！

或问假热之症，亦实有之。尝见有外现发热，医者专于清热，屡用寒凉，而热不退，反致口味不甘，饮食减少；或用温和之品，升扶胃气，而饮食加增，外热自退。此岂非假热之症，而宜于温补乎？是景岳之论，诚不谬也。予应之曰：是诚然矣。但亦有外现恶寒，而内实有热者；有外寒愈甚，而内热愈重者；有愈服热药而外寒愈甚者。所谓同气相求之症，予屡见之，而景岳未议及此，殆欲自成一家，偏于温补耳！如道光二十三年，正月天寒，李楚生兄得恶寒症，周身凛凛。某医屡投温散，兼加辛热，而其寒愈甚，且汤饮不下。予诊其脉不浮而急数异常，知其热郁胸胃，投以犀角地黄，一服而寒止，再服而身温进食。此岂非假寒，非凉药不能透解乎？设使景岳于热辨其假，于寒亦辨其假，双管齐下，使后人知寒热皆当明辨，庶学人不至不偏。乃第言假热而不言假寒，岂非偏于温补乎？

且尤有令人闷闷者，如吐酸一症，刘河间以为属热，景岳以为属寒。河间曰：酸者木之味也，由火盛制金，金不能平木，则肝木自甚，故为酸也。如饮食热则易于酸矣，或以吐酸为寒者误也。而景岳则本东垣之说，以为吐酸者收气也，西方肺金旺也，寒水乃金之子，子能令母实，故用大咸热之剂泻其子，以辛热为之佐，而泻肺之实，病机作热攻之误矣。河间谓如饮食热则易酸，夏令暑热，饮食易酸，其明证也。景岳则谓食在釜中，能化而不能酸者，火力强而速化无留也；若起置器中，必久而后酸，此停积而酸，非因热而酸也。二名家之论，如水火之不同，学人将何所适从乎？不知吐酸一症，有属热者，有属寒者。或乍感风寒，立即作酸作吐，此化热不及，得不谓之寒乎？或并未受寒，而肝火犯胃，因而吐酸，得不谓之热乎？大约此症出于胃，则属寒有之；由肝犯胃，则属热有之。且果属寒，脉必沉滞；果属热，脉必弦数。乃二名家不分肝胃，不论脉象，惟主热者执见无寒，主寒者执见无热，殊不可解。予诊病四十余年，所见吐酸之症，不可胜数，大约属寒少而属热多，而妇人则尤多属热，盖十妇九肝气也。书曰：曲直作酸。《素问》云：诸呕吐酸，皆属于热。河间论非无本，而景岳必反复辨论以驳之，毋乃欲成其温补家数，而非中庸之道也乎！

或问景岳既过于偏，其书竟可废乎？予曰：是何言也！景岳于医道，实三折肱者，故能集为《全书》，论虽时偏温补，而《全书》并不以温补为专主。试观《新方八阵》，其所用寒凉甚多，如玉女煎、知柏八味，皆新方也，今人用之，亦垂不朽。至其温补之方，亦实有效，如六味回阳饮、参附理阴煎，用之得当，真有起死回生之功。且其聪明过人，如变理中汤为理阴煎、补中益气为补阴益气，皆有神悟，后学果玩索而有得焉，未尝不可大获其益。无如庸工，并未遍睹《全书》，不能参观互用，惟得其一二温补方，遂奉为家珍，妄行施治，致令受其害者，归咎于温补之为害，而《景岳全书》似不可看也，岂不冤哉！总之，医书甚多，除《内经》《伤寒论》可谓无弊，此外鲜有不偏，全在善看。如景岳之偏，尚未及张子和之十一。

子和字戴人，其书曰《儒门事亲》，偏于用凉，尤偏于忌补，专以汗、吐、下三法治病，无论外感、内伤，皆恃三法，无视为泛常，且多刊医案，载其成效，使人相信。殊不思《经》云：大毒治病，十去其六；常毒治病，十去其七；小毒治病，十去其八；无毒治病，十去其九。岐黄用药之慎如此，何戴人鲁莽无忌耶？设以其书与景岳并看，几有天渊之隔，学人将何所适从？平心而论，《景岳全书》断不可废，

《儒门事亲》除玉烛散一方可存，余则竟废之可也。或问张子和似亦名医，何其书偏僻太甚？盖子和元人也，元起于极北，北方风气刚劲，人之体质壮实异常。试观宋当日者，燕云六州为辽所据；在宋之北，而宋人畏辽；金起于辽之北，而辽又畏金；元起于金之北，而金又畏元；卒之元灭金灭宋，如拉枯摧朽。其人所食皆牛羊肉，所饮皆牛羊乳，强壮非凡，有病类多热症实症。子和生当其时，鲜有虚寒之症，故用药以补为戒，惟取寒凉攻伐，想多获效，故其书亦传。迨至前明，非复元人气候，体质更改，而庸庸者狃于故习，仍守戴人之法，焉有不害人者？故王、薛、张、冯皆主温补，景岳又重温补者，亦补偏救弊之意也。但久之又久，或又狃于景岳之说，则未免有弊耳！总之，戴人之书，今竟无用，而景岳之宜酌用。四方风气不同，南北之分尤甚，今北人服药，大黄用至一、二两而无妨，南人则五、七钱而难受。或生于南方而常居北方，所食者面饭，所用者煤火，病果当下，少用大黄而竟不灵；或生于北方而常居南方，饮食一切与北迥异，病即当下，过用大黄而亦不受。惟医者细心审问，庶几无误。若夫禹功散、浚川散、琥珀散等方，以牵牛、甘遂、芫花、大戟等药，随手妄用，则断乎不可也！

论金匮肾气汤

景岳参附理阴煎，实系良方，用之得当，每见大效，误用则伤人，予既已详辨之矣。更有金匮肾气汤，为仲景先师之良方，用六味地黄加车前、牛膝、肉桂、附子，治水蛊最效，治肾气上冲，亦甚有效。

乃有某医者，素习叶氏《临症指南》。叶氏初学幼科，后学方脉，与薛一瓢同时，而其道不及，惟其人灵机活泼，治病颇有聪明，但究非儒医，所传医案平常，虚字亦多不顺，迥非喻嘉言《寓意草》可比。乃某医奉为家传，治病往往仿之，偶闻王九峰先生治李姓气冲于上，用金匮肾气汤一药而愈，以为得有秘法，每遇气逆上冲治之不愈，即投以肾气汤，往往一药而死。后李姓有妇人吐血，气逆不下，伊连用肾气汤七剂，致狂吐不止，血尽而亡。又有刘颂芬之夫人气逆不下，伊久治无效，亦用肾气汤一服而亡。此何以故？盖方名肾气汤，并非肝气汤。肾为至阴之脏，阴不潜阳，虚阳上冲，故用归、附引火归原，用六味纳气归肾，自有奇效。至某医所治者，皆肝气也。肝为阴中之阳脏，气至上中不下，其火必甚，非滋水养肝以平之不可，而反投以桂、附，火上添油，有不伤人性命者哉？嗟乎！以圣医之方，亦为害人之方，皆由于古方立名之义未之能辨耳！予非敢揭人之短，唯一方之误，关人性命，不得不明辨之，以示我后人凡用先师之方，不可罔顾名思义也。

论倪涵初先生疟痢三方

附录王子圣大归芍汤、张洁古芍药汤 附论噤口痢

涵初先生疟、痢三方，真有阅历，煞具苦心，足以活人济世，非吴又可粗率成书之比也。时气之病，疟、痢最多，夏秋之间，患者尤众。二者之病，以疟为轻，然必治之得法，如不合法，亦颇伤人。盖疟论《内经》最详，然其时专用针法，不论药饵，并无医方。后世医方之多，无有过于疟门者。如《外台秘要》集魏晋以来诸方，不啻百首，内称《千金方》《肘后方》，似乎择取最精，几于仙传之意。其他崔氏、深师所谓名方者，不可枚举。大率皆云：其效如神。然其方多以常山为君，竟鲜有不用常山者。今人之体，安能当此常山之吐耶？故方虽多而不适用也。至《景岳全书》，则又以补为主，意在补正祛邪。无如补反助邪，而邪更难去。吾乡有某医，固守其书，见人病疟，至有不吃补药不诊之说，于是经其治而死者不少。某医后自病疟，亦服补药，以致邪不出而死。夫景岳虽偏于补，其方不尽补方，乃不善看书者，遂至害人自害，如此岂不冤哉！再如叶氏《临症指南》，治疟之方不下数百，而不用一分柴胡。夫柴胡为少阳经发散之品，舍此并无二味，疟发少阳，岂能不一用柴胡？果疟偏于热重者，可用叶氏青蒿、鳖甲、桑叶、丹皮、知母、花粉，加减酌用；若寒重者，断无不用柴胡。乃叶氏因毁薛氏有疟疾不可用柴胡一语，以后治疟竟不复用。至今吴人患疟，皆不用柴胡，以致缠绵难愈，有数月不起者。然则《指南》之方，

又乌足用哉！

惟涵初先生治疟三方，既不用补，亦不克削，其药平平无奇，而用之自有神效，真为治疟之宗主也。其三方之中，二方最妙。其一方虽善，但疟证有寒有热，其寒未必不由太阳、阳明而来，邪从汗解，必从阳明、太阳而去。太阳为头门，阳明为二门，少阳为三门，柴胡开少阳之门，而太阳、阳明之门不开，则汗不易透，而邪不得解。予往往用其初方，必加羌、防、葛、芷，先开太阳、阳明，一二剂后，始用柴胡，而去羌、防、葛、芷，口渴仍用葛根，而汗无不透，邪自渐轻。威灵仙初亦不用，其药截疟甚灵，而屡用反觉不灵，竟留待二方中用之，往往一服即止。至二方予亦不骤用，必疟势已衰，照方制药，分毫不加减，煎成露一宿，大早空心服之，疟竟鲜有不止者。此予佩服先生之方，而用之别有心得，我后人牢牢记之，虽初学亦能治疟矣。

至治痢三方，则初方最善，其分两亦不可加减。其微理妙论，一曰忌温补，二曰忌大下，三曰忌发汗，四曰忌分利，皆精切无疑，而温补之忌，尤不可忽。予近见治疟死者尚少，而治痢死者独多。询其致死之由，大抵由于温补也。吾乡有大富户，得血痢证，其为热症无疑，此三黄汤或加生地黄汤症。乃医者泥于景岳专事温补，其家人参甚多，于是人参、附子屡进不休，不过九日，直至肠胃腐烂，所下如烂鱼肠而死。温补之害为何如，能不以为大忌哉！设使佩服涵初之训，何至放肆如此？予四十余年以来，治痢甚多，亦无死症，未尝不得力于涵初之论也。先生方论不多，而精妙绝伦，学人其用心玩索，毋负前贤之暗度金针哉！

涵初治疟第一方：

陈皮（一钱）　半夏（一钱）　白茯苓（一钱）　威灵仙（一钱）　柴胡（八分）　苍术（八分）　黄芩（八分）　浓朴（八分）　青皮（六分）　槟榔（六分）　甘

草（三分）

第二方：

生首乌（三钱）　陈皮（八分）　柴胡（八分）　白茯苓（八分）　炒白术（二钱）　黄芩（八分）　归身（一钱）　威灵仙（一钱）　鳖上甲（二钱，醋炙炒）　知母（二钱）　甘草（三分）

加生姜三片，河井水各一碗，煎至八分，加无灰酒五分，再煎数滚，夜露一宿，于疟期清早空心服。

第三方：

人参（一钱）　黄芪（蜜炙一钱二分）　归身（一钱二分）　白术（一钱）　陈皮（八分）　柴胡（八分）　升麻（四分）　甘草（三分）

或加：何首乌（二钱）　炒知母（一钱）

又加：青蒿子（八分）　麦芽（一钱）

涵初治痢第一方：第二、三方不录

生黄连（一钱二分）　生黄芩（一钱二分）　白芍（一钱二分）　山楂肉（一钱二分）　枳壳（八分）　川朴（八分）　槟榔（八分）　青皮（八分）　归身（五分）甘草（五分）　地榆（五分）　红花（三分）　桃仁（一钱）　木香（二分）

如滞下之甚，加大黄二三钱。

涵初治痢之方，固甚妙矣，然亦尚有虚弱之体，而得痢证，腹痛里急后重，势不得不通因通用，不得不用大黄，而又恐其难受，将奈何？乃闻前辈王子圣者，治痢颇有名，不论虚实皆极效，刊有《疟痢》一书，但不甚行。予于金幕友书匣中见之，翻阅一过，其治疟总合司天岁会，用药未免拘执，故治疟不甚效。惟治痢有大归芍汤，其方虽虚人痢疾，无不一剂而通，二三剂而愈。予知其方乃从洁古老人芍药汤（芍药汤为刘完素所创。编者注）变化而来，深合《内经》

行血则便脓自愈，调气则后重自除之意。不独虚人可恃无恐，即不甚虚者，亦未尝不宜。故予治痢，或用涵初方，或用大归芍汤，颇获效验。今并录出，以听后人之取裁！

附　录

王子圣大归芍汤

全当归（八钱）　生黄芩（一钱）　大白芍（八钱）川连（一钱）　山楂肉（三钱）　莱菔子（二钱）　车前子（一钱半）　槟榔（八分）　生大黄（二三钱）　厚朴（八分）　枳壳（八分）　甘草（五分）

张洁古芍药汤

大白芍（一两）　黄连（五钱）　当归（五钱）　黄芩（五钱）　大黄（三钱）　肉桂（二钱五分）　甘草（二钱）　槟榔（二钱）　木香（一钱）

上九味，咀咬，每服用水二盏，煎至一盏，去渣，温服。如痢不减，渐加大黄，食后服。

喻嘉言先生论治痢，恐阳陷于阴，用逆流挽舟之法，最重活人败毒散，于痢初起时用之。予仿其意，而恐羌、独过于表散，于大归芍汤中加柴胡一钱许以升少阳，葛根一钱许以升阳明，不致清阳下陷，获效颇易。并不犯涵初发汗之忌，而可收嘉言逆挽之功。但可加于归芍汤中，若加于涵初之方，嫌其不符合也。

附　论

噤口痢

　　痢疾经称肠澼，今称滞下，皆湿热蕴结所致。湿热干于气分则白，干于血分则红。治法主通，《内经》通因通用，为痢言之也。症虽日夜百行，通则自愈，不至于死。惟噤口痢实属危险，饱不煞的痢疾，奈何汤水不下乎？其故亦由湿热熏蒸，胃口壅塞不通，非通不生，而通胃口，颇难于通大肠。古方或用人参加石莲肉，或用败毒散加陈仓米，谓之仓廪汤，而多不效。夫湿热之毒壅塞胃口，乃药必用参，适以助邪，安望其通耶？大抵非苦寒之品，加以通胃降气之药不可。或云涵初之方，非苦寒为君耶？然则即服涵初方可矣。不知噤口痢连药亦不能下，如能下，不为噤口矣。大约初起，只好以些少药缓缓投之，以生川连为君，稍加通药一二味，或加制军少许，但得下咽不呕，即缓缓再进；药果能进，自可渐渐纳谷，然后以大剂通大肠之药进之，大肠得通，胃口自不壅塞。予尝治此症，用生黄连五分，新会皮五分，鲜竹茹三钱，煎清汁半盅，以铜匙少少进之，略停一刻再进，半日始将半盅服尽，竟得不呕，居然胃渐开而热渐退，可进米饮，次日以涵初方加大黄三钱与服。其始便次不可数计，服药后约三四时辰，陡然大通，便次大减，腹痛亦大减。次日只解六次，再进原方，减大黄一钱；又再进原方，去大黄不用，而痢全止矣。因治噤口痢不易，特记此案，以见急症缓调之法，切勿急投大剂，致胃不能受，以为无药可救矣，不知所贵在服药得法耳！我后人不可轻视此法也。

论吴又可《温疫论》四条

吴又可以温作瘟，竟谓古书无瘟字。不知温病古人未尝无书，仲景先师现有温病上中下三篇，至刘河间《原病式》，大率皆言温病。其余论温症者，不可枚举，治温之方，亦不可枚举。所谓温者，大抵六淫之气，人感之而化为温热时邪是也。至论瘟疫，却无专门。吴又可当兵荒之际，瘟疫传染，欲另辟一书以济世，何不可有助于医，惜以温为瘟，字义不清，意在论瘟而说在于温。惟急下一说，合乎温证，其他论说，无非时邪之温病，混时邪于瘟疫，其贻害匪浅。时邪无时不有，瘟疫轻易不见。果系瘟疫，初病即有臭气触人；时邪初起则不然，必数日传至阳明腑证，或有气味，然亦只作腐气，不作尸气。瘟疫初发，即作尸气，轻则盈床，重则满室，诚非急下不可；若系时邪，或感风寒，或系暑湿，或系燥火，或由太阳而入，或由口鼻而入，仍当按经施治，岂可以下字蔽之乎？后戴麟郊《瘟疫明辨》，较胜于吴又可之论，惟重用下法。书中有二语云，伤寒下不厌迟，时邪下不厌早，则大有语病，若改为瘟疫下不厌早，则得矣。至又可达原饮一方，最属夹杂不清。若症属寒耶，何以用黄芩、知母？症属热耶，何以用草果、厚朴？其意固以为热也，行将下其热，何又助其热？芩、芍、知母之凉，恐难敌草果、厚朴之燥烈。若云非此不能达膜原，夫膜原近在阳明胃经，达之之药甚多，方欲急下其热，何必用此燥烈达之也？且从不闻草果、厚朴为达膜原之品也。吴又可一书，卑卑不足道，原可置之勿论，奈为其所误者，几于相习成风，害人而不知悔，非吴氏之流毒哉！予故不得不明辨而深斥之。

吴又可书二卷，中有正名一条，因其温疫二字，只用温字，不用瘟字，以为后人添设，只要称为疫而已。不知瘟疫二字，义本有辨。瘟属阳毒，疫属阴毒，不得概称热证也。道光五年，大行疫气，但服大热药则生，不及服则死，俗谓之麻脚瘟，其实寒证也，阴毒也。十二年大行瘟证，得病即壮热非常，神糊妄语，甚则发狂，稍服燥药，立见致命，服犀角地黄汤则愈，此瘟症也，阳毒也。此二年中《瘟疫论》之方，无所用之。吾故曰：又可之书，义理粗率，不求精详也。如云临症悉见温疫，伤寒百无一二，有是理乎？既以温疫为热证，以三承气汤为主治，何又先用达原饮耶？经云：冬伤于寒，春必病温。又云：冬不藏精，春必病温。内因、外因皆有温症，但可谓之温，不可谓之瘟，然则瘟疫之瘟，亦不得谓之温也。

或问时邪未尝无瘟证，如大头天行、虾蟆瘟等证，不亦谓瘟疫之类乎？然此等瘟证，究属时邪，非同兵荒之后，死亡相继，尸气化为厉气而行瘟也。其治法不离乎东垣先生普济消毒饮。设又可遇此，亦能用达原饮耶？亦能三承气汤下之耶？

或问时邪盛行之时，亦有逢人传染，似乎瘟疫者，究系六淫之气，而非兵荒之后，厉气所冲，见症即当用下者也。《景岳全书》亦有瘟疫一门，而施治之方，无异时邪。他书亦未尝无论瘟疫者，而亦治同时邪。若有高明，于伤寒外定为时邪一门，于时邪外定为时邪之瘟疫一门，于时邪之瘟疫外另定天地厉气所中真正瘟疫一门，如此分门别类，按症施治，自可无讹。惜古无是书，致吴氏混瘟疫于伤寒，谓所医之症，止见瘟疫，不见伤寒，殊不知伤寒与瘟疫，风马牛不相及，何可相提而并论也？

论时邪

今之医者，见人有外感，即曰上时邪，即断之曰此七天症，七日不解，则曰十四天症。不知外因之症有三：曰伤寒，曰时邪，其轻者则曰感冒。

惟伤寒必讲传经，《内经》有之：一日太阳，二日阳明，三日少阳，四日太阴，五日少阴，六日厥阴；至七传经尽，而太阳病衰，八日而阳明病衰，九日而少阳病衰，十日而太阴病衰，十一日而少阴病衰，十二日而厥阴病衰。治之各通其脏脉，病日衰已矣。此不过本七日来复之义，并无复传之说。复传之说，出成无己注释之谬，前人马元台早批驳之。盖厥阴至太阳有数经之隔，岂有遽出而传太阳之理？即七日传经，在《内经》亦明白示人，知在太阳，即在太阳治之，不必待传阳明也；知在阳明，即在阳明治之，不必待传少阳也；知在阳分，即在阳分治之，不必待传入阴分也。且所谓一日、二日者日字，亦不可呆讲，犹言一传、二传耳！盖人有虚实不同，有胃气素旺，太阳受邪，经二、三日而不传阳明者；有卫气本虚，始终太阳之邪不去者。岂可以呆法治之？凡此之论，乃论伤寒也，而江南无正伤寒，如仲景麻黄等汤，殊不合用。

大抵时邪居多。所谓时邪者，冬寒、春温、夏暑、秋凉，受之者曰时邪；又有冬宜寒而温，春宜温而寒，夏宜热而凉，秋宜凉而热，所谓非时之寒热，故直谓之时邪。其受寒凉，有由太阳而入者，必有头项痛、腰脊强等症；或传阳明，必有身热、目痛、鼻干、不得卧等症；或传少阳，必有胁痛，耳沉、口苦等症。此当按三阳治法，勿使传里，此所谓小伤寒也，但亦当小其治耳！其受温热者，大抵由口鼻而入，不走太阳，每由阳明而达膜原，失治则易侵心包，有神烦、谵语之虑。治宜辛凉，凉药为主，辛药为佐。若夏令炎热太过，致烦热无汗，此必用白虎汤，或天生白虎汤服之，即大汗而解。但必先审其大渴欲冷，乃真受热，否则亦不可妄投也。

若夫感冒，不过些微外感，小小疏散，或有停滞，稍加消导宣通，不难一药而愈。乃医者，亦曰此七天症候。初感未免兼有寒热，乃曰此作疟未正，多用柴胡，欲其成疟。不知柴胡为少阳经药，感冒初起，无在少阳经者。柴胡诛伐无过，感冒不转难去耶？更有见感冒即曰时邪者，治以《温疫论》之达原饮，不愈，即转用下法，以致害人而无悔，尤可叹也！

夫《温疫论》作于吴又可，伊乃明末人，其时兵荒相继，百姓流离，死于沟壑者不知几千万，其尸气化为厉气，流行于天壤之间，中其气者，延门逐户，无不受病，且传染无穷，古方虽间有温疫，而无以温疫成书者。吴又可窥破病由口鼻而入，邪在膜原，遂立达原饮，且宜急下，故方多用下法。其时治必有效，因特撰《温疫论》二卷，独开生面，未尝非医家之一助。然其书义理粗率，不求精详，果遇温疫之年，可用其法。今之时邪，并非温疫，何可妄用？若夫视时邪无异温疫，初诊即用达原饮，草果、厚朴屡进，以致燥热不堪，旋即以大黄下之，幸而生者，且以为功，不幸而死，则以为病本不治，其实有以致之也。以达原饮治时邪，不知出于何典，可怪哉！尤可诧者，或有重劳倦，未免寒热，而亦治同时邪，投以达原饮。夫劳倦发热不重，有汗不退，乃阴虚也，而误为时邪遏伏，妄用达原，致犯虚虚之戒，遗人祸殃。予亲友中被害不悟者有之，徒令予为之浩叹而已。吾家有习医者，务须博览群书，精求义理，勿贪一书之简易，孟浪施治也。大抵劳倦之寒热，似乎外感者甚多，然必有辨其热必不甚，且按之愈重，则热愈轻，寒亦若有若无，或轻或重，得暖便解，热时或有微汗，仍不退热，其手心之热必甚于手背，或兼头疼，或时疼时止，或重或轻，虽身体倦痛，精神疲困，而人事清白，无神糊谵语之象。此则调其气血，安心静养，自然痊可。更有劳倦伤阴，汗不退热，则以生地、当归辈养阴清热，热自退而病自愈。若误以外感治之，必犯虚虚之戒，再以时邪遏伏治之，妄用达原饮，鲜有不杀人者。

论初诊用药

　　初诊立方，宜小其制，不及可以补进，太过恐挽救为难也。如遇伤寒，似可以用麻黄汤，而姑用羌、防。江南无正伤寒，麻黄汤甚不合用。昔陶节庵制九味羌活汤，以代麻黄汤，煞有苦心。知人伤于寒则病热，于方中特少加生地、黄芩以预防之，真良法也。然予思初受寒邪，芩、地究虑其早，往往去芩、地，加当归、赤芍，兼加二陈以和畅阳明，使痰不生而邪无所踞，寒颇易解，而热亦不甚，似亦刍荛之一得。遇阴虚不能化汗者，当归用至八钱，一汗而解。曾医李青原著作有成效。此等运用，学人宜知。至于伤风，亦不必骤用桂枝。南方之风气柔弱，非比北方之风气刚劲，只须苏杏二陈加防风钱许可解。如果头痛、项强，伤及太阳，不见有汗，则羌、防亦可稍加。如果畏风兼畏寒，则桂枝亦可加用，但不宜多耳。

　　至于时邪症候，乃天地六淫之气，非尽寒邪，亦非尽热邪也。如受风寒，则按上法治之。如受暑，则多从口鼻而入，侵及心包，三阳之药全不合用，宜清暑益气汤、六一散或生脉散，于医书暑门内参酌而用之。惟暑能伤气，不可妄用温散；暑能伤阴，不可妄用刚燥也。如受热，则所谓阳邪，不同暑乃阴邪也。故受暑必有汗，而受热必无汗；受暑则心中懊侬，受热则神情烦躁。人参白虎汤、天生白虎汤服之，一汗而解。有治之已迟，热入心包者，则犀角地黄汤在所必用。诊此须分析明白，切不可暑、热混为一门也。若夫长夏伤于湿，有宜燥者，有宜利者。但长夏受湿，往往兼暑，暑伤气，暑伤阴，专于燥、利，又恐转伤阴气，湿更难化。昔人以补中益气汤调理脾胃，湿自不能困脾；以六味地黄汤治下焦湿热，而湿热因养阴而化。此皆治其本也。若先治其标，则五苓散、四苓散、平胃散、小分清饮、渗湿汤，皆可相宜而用。要之，湿有未化热者宜燥；渐化热者宜湿热兼治，古方所以有二妙、三妙也；湿有全化热者，则宜专治其热。今人总言曰湿热，而不分此三等治之，所以鲜效也。至于冬伤于寒，春伤于风，夏伤于暑，秋伤于湿，此《内经》之言也。而喻西昌增为长夏伤于湿，秋伤于燥，实有至理，足补《内经》之缺。常见秋分以前，或暑气未尽，即湿气亦未尽，秋分以后，暑湿俱退，金风拂拂，燥火侵人，肺不耐燥，故生咳嗽，喻氏清燥救肺汤实可获效。乃柯韵伯以为多事，此不过欲抹煞前人，自诩高明耳！即其伤寒注释之书，何能如喻氏之深入而显出？吾辈宜宗喻氏，即秋燥一层，毋庸疑议，庶可备六淫之气，而详审时邪之病也。

但用药之道，宜小其制，得效乃渐加增。李士材云：将欲用凉，先之以清；将欲用热，先之以温。后人万不及前人，安得任意妄用乎？至于大寒、大热之药，尤宜谨慎。寒药如水，热药如火。譬如一卷书，错落水中，急急捞起，难免破烂矣；错落火中，急急救起，难免枯焦矣。病患之脏腑，岂堪破烂、枯焦乎？若夫用下，更宜慎之又慎。六淫之邪，如风寒便闭，腹痛拒按，热邪传里，神糊谵语，可以用下；然非瘟疫，亦下不可早。至暑湿亦可用下乎？戴北山《瘟疫明辨》，较胜于吴又可《瘟疫论》。然其书止辨气一条，谓瘟疫必作尸气，不作腐气，可见时邪、瘟疫之分，而其余所论，则皆时邪也，何不云时邪明辨，而曰《瘟疫明辨》耶？其最误人者，谓下法至少用三剂，多则有一二十次者。人之肠胃无血肉，不得已而用下，未尝不伤气血，下至一二十次，岂不邪正俱亡耶？戴北山究治何人，具有成效，并无医案，而为此妄言，其害不更胜于吴氏耶？今之医者，轻率用下，往往以此为辞。现有乡医某姓，在城悬壶，好用下法，屡次误事，每以下迟下少为说。予亲见李氏子出麻，被其再下而死，而犹执戴氏之说以为辨，岂不深可痛恨哉！予此篇真可谓之明辨，我后人宜细玩之，切忌之，毋负老人苦心也。

论肝气二条

　　人之五脏，惟肝易动而难静。其他脏有病，不过自病，亦或延及别脏，乃病久而生克失常所致。惟肝一病，即延及他脏。肝位于左，其用在右。肝气一动，即乘脾土，作痛作胀，甚则作泻。又或上犯胃土，气逆作呕，两胁痛胀。肝之大脉，布于两胁，而胃之大络，亦在两胁也。又成上而冲心，致心跳不安。又或上而侮肺，肺属金，原以制肝木，而肝气太旺，不受金制，反来侮金，致肺之清肃不行，而呛咳不已，所谓木击金鸣也。又或火化为风，眩晕非常。又或上及巅顶，疼痛难忍。又或血不荣肝，因不荣筋，四肢搐搦，周身抽掣。又或疏泄太过，致肾不闭藏，而二便不调。又或胀及背心，痛及头项。其变幻不测，不能尽述；其往来无常，不可思议。总之，肝为将军之官，如象棋之车，任其纵横，无敢当之者。五脏之病，肝气居多，而妇人尤甚。治病能治肝气，则思过半矣。《内经》治肝有三法：辛以散之，酸以敛之，甘以缓之。后人立方，合三法为一方，谓之逍遥散。用柴胡为君，以为辛散；用白芍以为酸敛，用炙草以为甘缓。因肝气必有肝火，又加丹皮、山栀，谓之加味逍遥散。今之医者，一见肝气，即投以逍遥；不应，即投以加味逍遥；再不应，则束手无策矣。不知《内经》论治肝，不过言其大概，临证则变幻无常，而治法甚多，岂能拘于三法？

　　予尝深思详考，治肝竟有十法焉。心为肝之子，实则泻其子，一法也；肾为肝之母，虚则补其母，二法也；肺为气之主，肝气上逆，清金降肺以平之，三法也；胆在肝叶之下，肝气上逆，必挟胆火而来，其犯胃也，呕吐夹酸、夹苦酸者，肝火苦，则胆火宜用温胆法，平其胆火，则肝气亦随之而平，所谓平甲木以和乙木者，四法也；肝阳太旺，养阴以潜之，不应，则用牡蛎、玄武版介类以潜之，所谓介以潜阳，五法也；肝病实脾，则仲景之老法，六法也；亦有肝有实火，轻则用左金丸，重则用龙胆泻肝汤，亦应手而愈，七法也。合之《内经》三法，岂非十法乎？若夫专用破气，纵一时较快，而旋即胀痛，且愈发愈重，此粗工之所为，不足以言法也。然而庸庸者，大抵以破气为先，否则投以逍遥散，至不应，则以为病重难治，岂不冤乎？予故特作肝气之论。

　　或问逍遥散一方，集方书者，无不取之，如子言，其方竟不可用欤？予应之曰：逍遥散本是良方，奈粗工不善用，遂觉不灵耳！其方以柴胡为君，主于散郁，所谓木郁达之也。果病者肝气郁结，或为人所制，有气不能发泄，郁而生火，作痛作胀，脉虽弦数而见沉意，投以逍遥，辛以散之，自然获效。若其人并无所制，而善于动怒，性不平和，愈怒愈甚，以致肝气肆横，胀痛交作，不时上火，头疼头晕，脉来弦数而无沉意，此乃肝火化风，平之不及，而犹治以辛散，譬如一盆炭火，势已炎炎，而更以扇扇之，岂有火不愈炽，而病不加甚耶？故逍遥散非不可用也，奈用之者，自不求甚解耳！

论类中症不可妄用再造丸

三条　附录龚赵氏常服调理方

类中之症，多由肝虚生风，所谓内风，非外风也。间有外风引动内风者，然所见甚少。大抵风自内生也，故景岳直谓之非风证。其论曰：凡非风，口眼歪斜，半身不遂，四肢无力，掉摇拘挛之属，皆筋骨之病也。肝主筋，肾主骨，肝藏血，肾藏精，精血亏损，不能滋养百骸，故筋有缓急之病，骨有痿弱之病，总由精血败伤而然。如树木之衰，一枝精液不到，即一枝枯槁。景岳素重温补，而于类中之症，则独重养血。诚以《内经》有云：足得血而能步，掌得血而能握，指得血而能摄。治偏废者，能无以养血为主乎？陈临川先生有云：治风先治血，血行风自灭，可谓要言不繁。予数十年来，守此法以治类中，未有不效。虽初病亦有痰涎壅塞，不得不先为疏通者，然如活络丹方，不宜多用，恐养阴不及，反耗其阴也。乃乾隆年间，扬州盐商；不知所延何医，制有再造丸，药味夹杂五十余味，多用香燥，以为可以通络开窍，全不思类中多由精血不足，肝失所养，虚风鼓动，经络空虚，焦燥太过，转伤阴血，何能熄风乎？吾乡有原任池州府吴某者，半身不遂，延予调治。其人好内，肾不养肝，阴虚火盛，且食量甚大，专嗜肥厚，胃火亦甚旺。予专以滋肝清热，兼以清胃消痰，日见痊好，惟语言謇滞耳！或劝以须服再造丸，予再三开导与病不合，伊见手足如常，亦暂根据从，常服膏方，不复延医，已数年矣。乃忽急延予诊，至则卧床不起，谓左腿不知何在矣。细询其过，则有某医者，劝服再造丸，其人本自卖此丸，连服五丸，而左腿若失矣。伊悔恨无穷，求予挽救。予曰：还尔腿尚可，履步如常，万不能矣。仍以前法加减，调治十数日后，腿渐有知，又数日渐可待人而行，而软弱无力。其人年逾七旬，现虽尚存，然经年卧床不起矣。再造丸之害如此，不知医而妄用者，尚慎旃哉！

今之人先天不足，气血多亏，加以利欲熏其心，酒色耗其肾，肝失所养，木燥生风，类中之症多由于此。能先事预防，一病即治，调养得法，或即痊愈，或带病延年。予所治者不少，大约除中风不语，最难获效，予却不治，余则鲜有无效者，但总不用再造丸耳！如庄仪吉类中风几二十年，至今尚存。刘颂芬类中十年，尚能游览。龚赵氏乃吾义女，类中治愈，今已十余年，并不复发。又治丹徒县熊公，今亦十余年不复发，即如今岁朱惠畴、王新楼皆有中象，一治而愈。凡此皆先告以勿妄服再造丸。夫再造丸非必一无所用，如遇肥人多痰，经络阻塞，或夹外风，其方香药散药不少，亦可有效；而如遇肾不养肝，木燥生风之症，则服之无益而有损。近来此症甚多，而一遇此症，症者、医者以及旁人，无不欲服再造丸。嗟乎！医理精深，岂一再造丸遂能治天下之类中症耶？予明辨之，尚望医者同辨之，不然，吴某前车可鉴也。

予治类中症，尝用十味温胆汤加减。其方有开有合，以开进补，以补进开，不凉不暖，调理最宜，而治类中为尤合。惟初病夹痰，不宜用参，则易以沙参、孩儿参；初病风火交盛，则以生地易熟地；心肺火旺，则以麦冬易远志，以白芍或女贞易枣仁。若夫筋惕肉瞤，则羚羊角在所必用，所谓入肝舒筋之圣药也；更佐以豨莶，虽口眼歪斜，无不应手而愈。至经络不和，血脉不通，则加以参须、归须，谓之二须饮；或助以橘络、丝瓜络，谓之二络饮。至大便结燥，养阴即以润燥，久自能通，或以五仁润之，切不可下，致犯虚虚也。方药甚多，不能尽述，大致如此，在后人神而明之，触类而长之耳！

附录　龚赵氏常服调理方

大生地（八钱）　　北沙参（二钱）　　大白芍（三钱）
大麦冬（三钱）　　法半夏（一钱五分）　　陈皮（八分）
云苓（三钱）　　生甘草（八分）　　枳壳（一钱）　　鲜竹茹
（三钱）

时有加减，总不出此范围。用十味温胆意，而不拘拘成
法。如女贞、羚羊、豨莶、二须、二络等，亦临时酌用。此
方服数十剂痊愈，迄今三十余年，其方珍藏，其人犹健，岂
易易哉！

论胎孕　附论胎产金丹

　　或谓予论症宜遍考病机，详求治法，始于人有益，乃论止一二，毋乃太简乎？不知医书汗牛充栋，症无不备，方法繁多，何能更著书立说？惟古书虽系名家，或立说偏执，予不得不辨；庸工浅陋，诚恐害人，予不得不辨；而予非治有成效，屡试屡验，亦不敢妄为辨论也。即如胎孕一门，妇人以此为重，数年不孕，即延医服药，膏、丸并进，乃不独不能受胎，而转生他病，月事不调，一月经行二三次，甚且淋漓不尽，致成崩漏。此何以故？大率医家皆以温热药为主，而妇人亦以为多服温热，即可受孕，不知未能受胎，而早已受害矣。夫天地之道，阴阳和而万物生焉，孤阴不生，独阳不长。其以春药医男子，谓可种子，已贻害无穷，何能生子？即或生子，而胎毒甚重，赤游丹等症，叠起环生；纵或苟延，天花症断难存活。此男子服春药之效也。乃治妇人亦用此法，以致血海之波澜不静，血热妄行，经且不调，安能怀孕乎？总之妇科首重调经，缩则为热，过则为寒；如果月事愆期，脉来迟濡，实属虚寒，寒体不能受胎，温经亦可，但此等脉象最少。盖今之妇人，十有九肝气，脉多弦数，再服温热，必致肝火盛而血妄行，其患岂独不受胎乎？予尝见望子之妇人，爱服暖药，而庸工多附妇人之意以用药，究之子不得孕而病不离身，实堪痛恨，故辨言及此。至于业已受孕，而又易于滑胎，大约在三月内者居多，请医保胎，竟未见有能保者何也？盖庸工既不读书，故不明医理也。夫妇人怀孕，一月足厥阴肝养胎，二月足少阳胆养胎，三月手厥阴心包络养胎，四月手少阳三焦养胎，四经皆有相火。凡滑胎者，皆由水不济火，血热所致，欲安胎必须凉血。虽朱丹溪代人安胎，用白术为末，以黄芩煎汤下之，遂得安好，后人因以黄芩、白术为安胎之圣药。其实黄芩性凉，白术性燥，怀孕三月前后，胎火、相火并旺，只宜凉之，不宜燥之。今粗工安胎，总恃此二味，或加续断，而全不见效。不知胎前宜凉，三四月内尤宜于凉，治以燥药，胎何能安？续断性温而动，保胎宜静不宜动，药当论性，岂能取其名以为用耶？若至五六月间，足太阴脾、足阳明胃养胎，可健脾胃，丹溪方或可全用耳！丹溪必不欺人，但其方未注月分，恐亦在脾胃胎时耳！盖胎以二十七日为一月，三月半后，已换养胎之经矣。予安胎不知凡几，无有不效。如丁邹氏三次滑胎，邹赵氏七次滑胎，缪余氏十一次滑胎，总在三月之内，后俱请予保胎，无不安全，且生产后或更怀孕，竟无滑胎之虑。予总以生地养血凉血为君，黄芩则加之，白术则不用，人称余善保胎，其实并无异法，不过深悉养胎之经，知胎前宜凉之理，不泥于丹溪之法耳！此实屡试屡验，故详论之，以示我后人，庶不至以济世之术，转变为戕生之术云！

附论胎产金丹

或问部胎产金丹用以调经可乎？曰：不可。金丹真良方也，然名曰胎产，因胎前、产后而设。其方以河车为君，佐以肉桂，取温暖畅达之意。怀孕将至足月，不复宜凉，服金丹一二丸，可以易产；产后最忌停瘀，服一二丸，可以行瘀。予治旗营妇人，怀孕五六月忽小产，二胎不下，腹痛异常，以芎归汤下金丹一丸，不过数剂，衣胞下而腹痛止，足见为行血通瘀之品，胎前、产后实属相宜，至妇人经水不调，岂皆虚寒停瘀所致，如果过期不至，子宫虚冷，金丹可服；否则经不过期而转频数，金丹岂可服耶？至有善于滑胎，而欲以金丹保胎者，则保之适以催之，殊可笑也。

杂论十一条

病之生也，百出不穷，治法总不外乎阴阳五行四字。天以阴阳五行化生万物，医以阴阳五行调治百病。要之，五行之生克，仍不外乎阴阳。阴阳即血气之谓也，气为阳，血为阴也。气血即水火之谓也，气为火，而血为水也。气无形而血有形，气附血以行，血无气亦不能自行。无阴则阳无以生，无阳则阴无以化，阴阳和而万物生焉。人生一小天地，阴阳必得其平。医者偏于用凉，偏于用温，皆不得其正也。

医有定理，亦有活法。王太仆云：寒之不寒，是无水也，宜壮水之主，以制阳光；热之不热，是无火也，宜益火之原，以消阴翳。此定理也。又有论目云：能远视不能近视，责其无水；能近视不能远视，责其无火。夫目乃水精之光，无水则任意滋水可也。而书称目无火不病，又称眼病无寒，设以不能远视之故而任意补火，能无损目乎？凡人生而近视者甚多，往往不受热药，此则当参以治法，不可尽责其无火也。

用药之道，惟危急存亡之际，病重药轻，不能挽救，非大其法不可。否则法先宜小，有效乃渐加增，不得以古方分量之重为准。况考古方之分量，合之于今，并不甚重。如仲景立方，动以斤计，或称升合，似甚多也。及其用末药，不过方寸匕；丸药如梧子大，所服不过三十粒，又似甚少。何丸、散、汤液之相悬如此耶？考《千金》《本草》，皆以古三两为今之一两，古三升为今之一升，则所两者，仅得今之三钱耳！且仲景汤液总分三次服，则又止得三分之一。合而计之，岂非古之一两，仅得今之一钱乎？惟世有古今，地有南北，人有强弱，药有刚柔，医者知所变通，庶几有得耳！

凡人有病，如锁错横；医者治病，如以钥开锁。不善开锁，虽极用力而锁不开，甚且将锁损坏。铜匠善开锁，只须铜钱一根，轻轻一拨，而锁自开。故不善治病者，虽用重剂，而病不解，甚且加增；善治病者，只须一药，即可得救。初学治病，当自审其能治则治，否则以待善治者，不可未识病情，孟浪用药，将人损坏，虽有善者，未如之何！夫锁可损也，人亦可损乎哉？

凡用药调理病患，如浇灌花木，然有宜清水者，有宜肥壮者，既得其宜，而又浇灌适中，无太过不及之弊，自然发旺异常。调理病患亦然，有宜清养者，有宜峻补者，有宜补气者，有宜补阴者，必求其当而后有效，不可蒙混施治也。即如有求速效者，以为人参补气，既服人参，何气尚不足？熟地补阴，既服熟地，何阴尚不足？不知用药培养，亦如浇灌花木之道，浇灌得宜，则花木借以易长，非所浇灌者，即是花木也。即如芍药最宜稠粪，多以稠粪加之，岂即变为芍药乎？是故气虚者，宜参，则人之气易生，而人参非即气也；阴虚者，宜地，服地则人之阴易生，而熟地非即阴也。善调理者，不过用药得宜，能助人生生之气，若以草根树皮，竟作血气用，极力填补，如花木之浇肥太过，反遏其生机矣。我辈用药，总要轻重得宜，不可呆泥。况善用补者，补中有开；譬如作文，尽填实字，无一虚字，可能成文乎？总之，不通儒学，不能通医理也。

药有甚贵，宜于人有益而反有损者，人参是也。据《本草》人参能回元气于无何有之乡，于是富贵之加，病至莫救，无不服参者，奈十难救一。盖参虽补气，必得人有气而弱，可以补救；若气至无何有，人参何能为无气之人生出气来耶？然此不过无益而已，而更有损者，何也？富贵之人，骄奢之性，淫欲不节，自谓体虚，初病即欲服参，庸工无识，意进。予至亲丁吴氏，肺热音哑，某医顺病患之意，人参服之数两，而更无音。乃延予诊，嘱以停参，进泻白散数服而愈。又予至友吴在郊翁，肝火上升，头晕、出汗，其家皆以为虚，某医亦以为虚，逐日服参，而汗、晕更甚。遂延予诊，欲代平肝，本人深信，而旁言哓哓，以为如此温补，汗尚不止，况停参服阴药耶？予辨以服参多日，毫未见效，且觉病进，犹不更法，必欲以参治死老翁耶！予曾代伊家排难解纷，素知感激，故能如此争论。而其子以为知医，最喜用参，某医附和之，究不信予之言，幸老翁深信不疑，自愿服予之方。予总以平肝养血为主，调理一月而愈，然则服参何益耶？更有目睹者，吾乡富户赵氏，为予近邻。其父血痢，死于参。其弟疔证，亦死于参。又有吴景贤者，偶感时邪，赵氏因其父之老友，特送参数钱，景贤并不肯服，奈旁人以为财东所送，何能不服？某医尤加附和，极力劝服，遂致邪不出而死。此皆人所同知，以益人之药而损人，谁之过欤？予治病四十余年，大抵富贵者少，中平者多，类多无力用参，而予亦轻易不用；即富贵之人，其病不当用参，予必禁止不用。如必用参而始能活人，则无力之人能活者有几哉？

药有极贱，似于人无益而大有益者，黑芝麻是也。予尝治肝气胀痛异常，气逆呕吐，前医用二陈、香附、木香，顺气不效，加用破气，如枳壳、腹皮、乌药、沉香之类，更不效。予思肝气横逆，固非顺气不可，但肝为刚脏，治之宜柔，前医所用皆有刚意，故肝不受。治宜甘以缓之，兼养阴以平肝，然非兼通气之品，亦难速效，惟通气之药，难免刚燥之意。偶思及芝麻，外直内通，其色黑可径达肾，其性微凉，毫无刚意，遂用一支，助以金橘饼三钱，一服而效，数服痊愈矣。每遇举发，即用是方，无不速愈。嗣后予治肝气必用之，无不应手，所谓软通于肝最宜。因思凡人脏腑之气，无不贵通，《内经》通则不痛，痛则不通，固已。而推展其意，通则不胀，胀则不通；通则不逆，逆则不通。凡治气病，无不宜通，不独肝经也。兼治哮症多年，肾气上逆，予用六味地黄加减为丸，每服五钱，以芝麻一支，煎汤下，竟能渐愈，久不发矣。又治肝气犯胃，饮食阻滞，欲成膈证，予以滋润平肝、青金畅胃之品，加芝麻、金橘饼，十数服而愈。又遇胀证，几有单腹之象，予用甘麦大枣汤加芝麻、金橘饼，连服月余而愈。其他诸气为病，服之得效者，不可数计。今诸亲友，凡有气证，延予延医，必嘱以芝麻为家藏。若夫财翁，惟知爱参，此种贱药之妙，彼固不知，且不信也。此药各家本草所不载，予偶得之，十年于兹，始以治肝气，渐则可治之病甚多，虽蛊胀单腹，亦所能治。予不肯以为独得之奇也，特表而出之，以公诸世。

予尝以所阅医书，配以儒书。如《内经》，儒书之五经也；仲景《伤寒论》《金匮玉函》，儒书之四书也。汉以后医书虽多，皆不甚醇正，惟喻嘉言发挥仲景之书，精微博大，奥义毕宣，儒书中之朱注也。虽有柯氏出其后，意欲抹煞喻氏以炫其书，亦如朱注之后，有吹毛求疵，妄肆讥评者，究何能灭朱文正而行其说耶？予所以心悦诚服于喻氏也，惟其书独详于《伤寒》《金匮》，欲为仲景后之一人。其《医门法律》于杂症颇略，幸有《冯氏锦囊》，书称美备，议论深醇，且其书于幼科尤为精细，为钱仲阳所不能及，即如痘证一门，予尝本之以治家中痘证，皆万全无弊，时下幼科所未尝见也。予故于喻氏外，又推重冯氏，而欲后人学之也。

予不习外科，而治杨梅疮十数人，果未吃捺药，无不应手而愈者，盖推冯氏治痘之法而用之也。今外科治杨梅，总不离乎下法。不知此毒必须升透，即如治天花，果能升透如花之发旺，自然上浆结痂，无不顺吉。升透之法，必善内托，保元汤：人参、黄芪、官桂、糯米、紫草、甘草，所以为主方也。若肆用大黄，气血下虚，痘必内陷，毒何能透？命何能保耶？夫天花先天之毒也，杨梅后天之毒也。先天之毒欲透发之，犹必内托，不可伤其气血；后天之毒欲透发之，可不内托，而惟以大下伤其气血乎？盖气血旺，则毒易托出而易尽，无后患也；气血弱，则毒难托出而难尽，遗祸无穷；是故切不可伤其气血也。天花、杨梅，竟属一理，予比而同之，闻者得毋惊而至于惑乎！然予天花虽少，而无不愈，治杨梅较多，而亦无不愈，取《锦囊》治痘之意而贯通之，屡获大效。吾家后学，或不治杨梅，而家中生育甚多，幼子童孙难免痘症，能讲求于冯氏之书，庶几有得，而不至受时下幼科之害也。

今将治杨梅之法，姑述大略。杨梅初起，火毒甚重，大便必难，不得不先通之，龙胆泻肝汤加大黄，三两剂，大便已通则止。此等毒由肝肾受者居多，故先用此汤。或已现于面，毒已由脏及腑，面部多属阳明，阳明主肌肉，则用河间防风通圣散，内有发散、攻下、清凉解毒诸药，且有兼顾气血之品，可服三四剂，亦大便通即止。二方皆以土茯苓二两，煎汤煎药。戒吃茶叶，恐解药性。嗣则看其人之本体，如气分不足，则以四君加败毒之品，银花、槐蕊之类；如血分不足，则以四物加败毒之品，银花、槐蕊可以多加，更加养血凉血之品。亦以土茯苓煎汤煎药，另合五宝丹：朱砂五分，琥珀五分，滴乳石五分，珍珠五分，研极细，入冰片二分五厘，牛黄五分，再同研，加飞罗面二两和匀，瓷瓶收贮。每服五分，土茯苓汤下。逐日必戒茶饮，恐解性，可以土茯苓汤代之。如此医治，轻者丹服一料即愈，重者不过二料，无不愈者。予屡见有过服下药，致饮食不进，而其疮臭不可近，予用归脾汤合加味五宝丹，不过三服，其臭遂止，十日后而其疮愈矣。其一为巫某，其一为老友柏邃庵，今邃庵八十有四犹健，可问而知也。

最可笑者，吾乡之小儿科，自不知书，毫无学问，不过其师传以发散、消导数方，如张子和三子养亲汤：苏子、白芥子、莱菔子，在所必传，加以羌、防、柴、葛、枳壳、腹皮、山楂、厚朴消导药十数味。再传以脉案，曰：受凉停滞。食乳相裹，防变防惊数语，遂即悬壶行道矣。每遇临症，即将师传数语立方，叮嘱人家症重不可吃乳，米饮亦不可吃，日以发散、消导与服，数日不退热，不易原方，虽十数日不退热，仍用原法，略为加减耳！其家少进米饮，则曰吃坏了。因燥药吃多，血分大亏，不能荣筋，以致抽搐，则曰此急惊也，吾早言之矣。多日不吃饱乳，且服发散，治得气微欲绝，则曰此慢惊也，吾早言之矣。直至于死，医者不悟，而受害者亦不悟，犹以为先生甚灵，彼早言矣。尤可恨者，有拂惊之妇人，毫无传授，妄行作孽，其儿并无惊，实因误药，气血已虚，往往一拂而死。夫喜、怒、忧、思、悲、恐、惊，惊乃七情之病，必因惊吓而后起，岂有因外感而成惊者乎？我辈方脉，不看幼科，然因方脉而救小儿者不少。如曹耕之之孙女，某幼科治之将死，遂请拂惊老妇，余再三劝止，嘱令止药，吃乳食粥，数日痊愈。韦廷璋次子，甫生八月，偶因外感发热不退，某医肆用发散，不许吃乳以及米饮，延至多日，看看待毙，乃回绝不治。适予至伊家有事，廷璋向予求救。予以手指探其口，尚裹予指，知将饿死，乃伪曰我有妙方，能救此儿，但先须吃乳。其家谓已将断气，何能吃乳？予断以必能吃乳，但须其母上床以乳就之耳！其母依言，以乳就之，果然能吃，且吃不少，乳后安睡。予告以今夜且不

必服药，明早我来进药可也。次早往视，儿夜间吃乳不少，
且得安眠，似已痊愈。伊家问药，笑应之曰：予有何药，仍
吃乳耳！此儿有病多日，过服发散、消导，有何外感？有何
停滞？又不许吃乳，直饿死耳！而不死者，殆与我前世有缘
也。其家感激，强将其子寄我名下，予亦听之。又在蒋姓家
诊病，其家顺以小儿药方请教。予看脉案，痰喘声如拉锯，
药甚厉害。予问小儿何在？奶妈现抱在予旁，并无拉锯之声，
惟神气甚弱耳！予稍为诊脉，曰：此发散、消导太过，想必
又不许吃乳，乃虚痰耳！速宜进乳，不必服药。其家依言，
数日痊愈矣。幼科之误人也，予姑略述二三，类此者甚多，
不能尽举。我后人学方脉，于幼科亦须留意。凡名家医书，
皆有幼科，固宜善看，而《冯氏锦囊》，由小儿始，以痘科
终，尤不可忽。果能遍看方脉，小儿无不兼备。家中生育颇
多，庶不至受幼科之误也。